Maja Lo Faso, Manuela Grieser, Nicole Amrein

Genesungsprozesse ganzheitlich begleiten

Psychiatrie Verlag

Herausgeberteam und Autorinnen

Die Reihe »better care« wird herausgegeben von
Manuela Grieser, Studienleiterin des Fachbereichs Gesundheit an der Berner Fachhochschule
Prof. Dr. Michael Schulz, Gesundheitswissenschaftler und Krankenpfleger, Honorarprofessur an der Fachhochschule der Diakonie in Bielefeld, Mitarbeiter beim Krankenhausdezernat des Landschaftsverbandes Westfalen-Lippe, Mitarbeiter der Stabsgruppe für Klinikentwicklung und Forschung am LWL-Klinikum Gütersloh
Dr. Gianfranco Zuaboni, Pflegewissenschaftler und Leiter der Abteilung Pflegeentwicklung im Sanatorium Kilchberg, Zürich

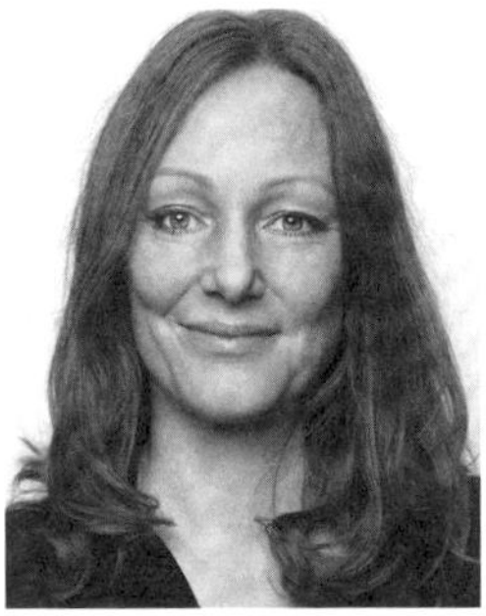

Foto: Rob Lewis

Maja Lo Faso hat über zwanzig Jahre Erfahrung als Körpertherapeutin. Sie ist Feldenkraislehrerin, Emotional- und Mentalcoach und hat den vorliegenden integrativen Ansatz entwickelt. Auf Selbstwirksamkeit spezialisiert, ist sie mit ihrer Firma für verschiedene Anbieter, z.B. die Berner Fachhochschule, tätig.
»Ich bin sehr dankbar für den Wissenszuwachs und die Freundschaft, die aus der Zusammenarbeit mit Manuela und Nicole entstanden.«

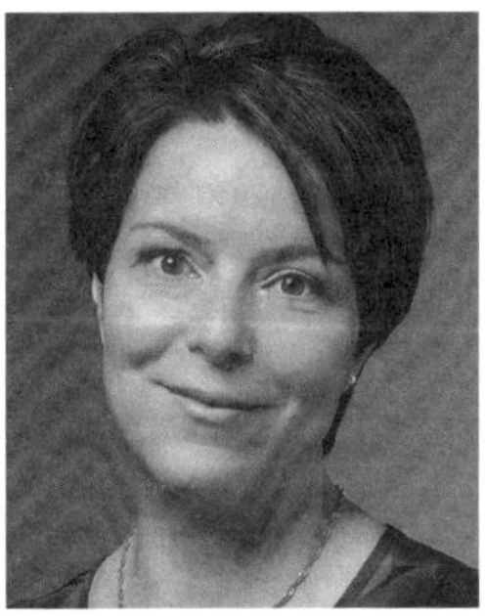

Manuela Grieser ist Pflegefachfrau, Erwachsenenbildnerin und Dozentin. Sie leitete den Bereich »Weiterbildung Gesundheit Pflege« an der Berner Fachhochschule. Dort setzt sie sich für die integrierte Pflege Somatic & Mental Health ein. Sie machte den integrativen Ansatz für die Psychiatrie nutzbar.
»In der Zusammenarbeit mit Maja und Nicole konnte ich mein Fach- und Erfahrungswissen aus anderen Perspektiven betrachten und für dieses Buch zugänglich machen.«

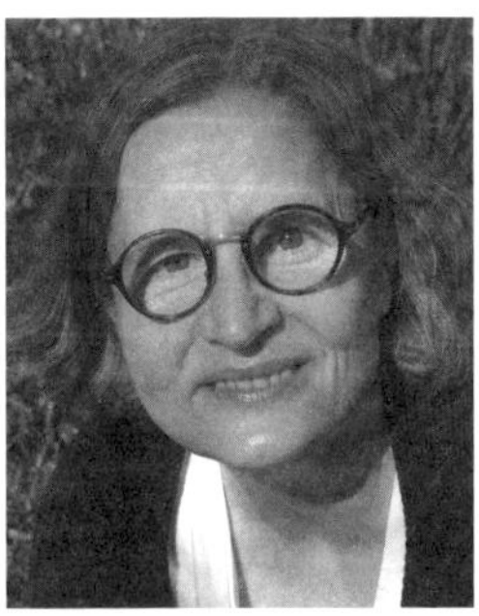

Nicole Amrein ist Autorin und begleitet als Betroffene die Entwicklung von Ausbildungsprogrammen an der Berner Fachhochschule Gesundheit. Sie hat uns mit kritisch humorvollem Geist Einblick in die Welt der Krisenerfahrung gestattet und so diesem Buch Wahrhaftigkeit und Realitätsbezug verliehen.
»Als erprobte Einzelkämpferin habe ich es sehr geschätzt und auch genossen, mit zwei Fach-Profis arbeiten und entstehen lassen zu können.«

better **care** 11

Maja Lo Faso, Manuela Grieser, Nicole Amrein

Genesungsprozesse ganzheitlich begleiten

Professionelle Unterstützung zur Selbsthilfe

Maja Lo Faso, Manuela Grieser, Nicole Amrein
Genesungsprozesse ganzheitlich begleiten
Professionelle Unterstützung zur Selbsthilfe

1. Auflage 2022
better care 11
ISBN 978-3-96605-096-8
ISBN E-Book (PDF) 978-3-96605-106-4

Bibliografische Information der Deutschen Nationalbibliothek
Die Deutsche Nationalbibliothek verzeichnet diese Publikation
in der Deutschen Nationalbibliografie;
detaillierte bibliografische Daten sind im Internet
über http://dnb.d-nb.de abrufbar.

Alle Praxisanwendungen stehen im Internet zum Download zur Verfügung
unter https://psychiatrie-verlag.de/product/genesungsprozesse-ganzheitlich-begleiten/ Den Zugangscode finden Sie auf S. 122.

Weitere Bücher zum Umgang mit psychischen Erkrankungen
unter: www.psychiatrie-verlag.de.

Lektorat: Katrin Klünter, Köln
Umschlagkonzeption und -gestaltung: GRAFIKSCHMITZ, Köln,
unter Verwendung eines Fotos von luck luckyfarm / shutterstock.com
Typografiekonzeption und Satz: Iga Bielejec, Nierstein
Druck und Bindung: Plump Druck & Medien GmbH, Rheinbreitbach

Downloadverzeichnis 8

Vorwort 9

Warum dieses Buch? 11
Wie Sie dieses Buch nutzen können 13
Der Schlüssel für Veränderung 15

Ganzheitliche Begleitung – eine Einführung 16
Unser Weltbild im Wandel der Zeit 17
Ein Blick auf den psychiatrischen Alltag 20
Das Potenzial ganzheitlicher Begleitung 24

Ebenen der Lebensregulation – Grundlagen 26
Körper, Emotionen und Geist 26
Die Körperebene 28
Der Emotionalbereich 40
Geistige Fähigkeiten 52
Die Ebenen der Lebensregulation in der Prozessbegleitung 61
Das menschliche Verlangen nach sozialer Beziehung 65
Resonanz, Intuition und nonverbale Kommunikation 66
Aggressives Verhalten und destruktive Beziehungen 69
Soziale Beziehung in Verbindung mit Stress, Entwicklung und Resilienz 71
Entwicklung und Lernen in sozialen Beziehungen 76
Verhalten und Verhaltenstheorien 79
Beziehung, Verhalten und Gesundheit in der Prozessbegleitung 87

Genesungsprozesse ganzheitlich begleiten 89
Die Interventionsebenen der Begleitenden 90
Beziehungsgestaltung 92
Symptome erfassen und den Prozess gestalten 95
Achtsamkeit, Selbst- und Körperwahrnehmung 96
Zeit und Raum 98
Die innere Haltung der Begleitenden 99
Dynamik des Krankheitsgeschehens 101
Die Selbstkompetenz der Betroffenen 103
Stolpersteine bei der ganzheitlichen Begleitung 105
Grundsätze ganzheitlicher Begleitung 107

Das trialogische System 110
Ein Grundsatz für den ganzheitlichen Trialog 112
Fachpersonen oder informell Begleitende im trialogischen System 114
Die Angehörigen im trialogischen System 116
Die Betroffenen im trialogischen System 120

Praxisbereiche in der Übersicht 122
Der Körperbereich 123
Praxisbeispiel: Atemarbeit 124
Der Emotionalbereich 125
Praxisbeispiel: Selbstwahrnehmung 126
Der Mentalbereich 127
Praxisbeispiel: Selbstmitgefühl erschließen 128
Der Verhaltensbereich 129
Praxisbeispiele: SORKC-Verhaltensanalyse und das ABC-Modell 130
Der soziale Bereich 130
Praxisbeispiel: In den Schuhen des anderen 131
Der gestalterische Bereich 132
Praxisbeispiel: Naturarbeit 132

Konzeptuelles Vorgehen bei der ganzheitlichen Prozessbegleitung 134
Selbstkonzept und Selbstwert 134
Das SORKC-Modell 137
Die ABC-Theorie nach Ellis 140
Kognitives Modell nach Beck 144
Das Fassmodell 147
Die Heldenreise nach Campbell 148
Die Veränderungsmotivation der Heldin 150
Möglichkeiten der Motivationssteigerung 151
Die Theorie U nach Scharmer 153
Das Riemann-Thomann-Kreuz 157
Die Bedürfnisse in der Prozessbegleitung 157
Das Modell ressourcenorientiert gedeutet 160

Der Pflegeprozess integrativ betrachtet 161
Problemrahmen abstecken 161
Sprachliches Assessment 162
Sinnesbasierte Assessments 163
Ursachen erheben und Symptome identifizieren 163
Ressourcen erschließen 164
Ziele avisieren 165
Maßnahmen durchführen 165
Evaluation 166
Integrative Bezugspflegegespräche 166
Beispiele integrativer Prozessbegleitung 167
Das Eichhörnchen 167
Das innere Kind 168

Ausblick und Entwicklung 170

Anhang 172
Pflegediagnosen integrativ begleitet 172
Aggression gegen sich, gegen andere 172
Angst 173
Körperlicher, psychischer Schmerz und Verzweiflung 174
Gesundheitsverhalten, beeinträchtigt 175
Körperbild, beeinträchtigt 176
Realitätswahrnehmung, beeinträchtigt 177
Entscheidung und Konflikt 177
Erschöpfung 178
Macht, Entwicklung der Ressourcen 179
Posttraumatische Reaktion 180
Trauern, komplizierter Verlauf 180
Literatur 182

Downloadverzeichnis

Die Praxisanwendungen stehen im Downloadbereich (**DB**) als umfassendes Manual zur Verfügung. Es kann unter https://psychiatrie-verlag.de/product/genesungsprozesse-ganzheitlich-begleiten/ heruntergeladen werden. Den Zugangscode finden Sie auf S. 122. Einige der Anwendungen wurden von Nicole Amrein auditiv aufgezeichnet und sind ebenfalls unter dem Link zu finden. Seitenzahlen beziehen sich stets auf das gedruckte Buch. Folgende Kürzel verweisen auf das Downloadmaterial:

KB Körperbereich
EB Emotionalbereich
MB Mentalbereich
VB Verhaltensbereich
SB Sozialbereich
GB Gestalterischer Bereich

Unser wärmster Dank gilt allen, die uns auf unserem persönlichen und professionellen Weg begleitet, inspiriert, herausgefordert und bereichert haben. Insbesondere gilt unsere Dankbarkeit all jenen Menschen, mit denen wir arbeiten und durch die wir unsere Fachkenntnis erwerben und vertiefen durften. Ihr Vertrauen und ehrliches Feedback macht dieses Buch erst möglich. Wir danken im Speziellen Lisa Bachofen, Präsidentin der Vereinigung Angehöriger psychisch Erkrankter (VASK) Bern, Denise Allemand, Regula Sandi, Monika Sidler, Aline Gazzola, Regula Käser und Karin Detmer für die wertvollen Erfahrungsberichte und Rückmeldungen zu unserer Arbeit. Auch danken wir unserer Lektorin Katrin Klünter für ihre herausragende Arbeit und empathische Begleitung.

Vorwort

Stärken und Potenziale in den Mittelpunkt stellen und an die eigene innere Stärke (wieder) glauben. Das will dieses Buch. Das wollen in der Regel auch die im psychiatrischen Feld tätigen Menschen und oft gelingt es aber nicht. Zu sehr spielt ein defizitorientierter Blick eine Rolle, zu häufig kommt es vor, dass wir den Bildern der Verzweiflung, die so oft einhergehen mit psychischen Erkrankungen, erliegen. Die Lektüre dieses Buches macht deutlich: Eigene Ressourcen bergen ein großes Genesungspotenzial und können auch präventiv das Wohlbefinden steigern. Allerdings liegen sie nicht offen zu Tage, sondern es braucht einen mutigen Weg, um den Schlüssel zur eigenen Selbstwirksamkeit zu entdecken.

Die Autorinnen dieses Buches zeichnen in dem vorliegenden Buch eine Reiseroute, die nicht nur die eigene Psyche und den eigenen Körper einbezieht, sondern vielmehr auch die Umwelt als festen Bestandteil des Genesungsweges mitdenkt. Sie spannen einen großen Bogen und es gelingt ihnen, eine ganzheitliche Pflegekonzeption zu entwerfen. Dies gelingt durch eine disziplinübergreifende Rezeption der Erkenntnisse – von Pflegewissenschaften und Recovery über Biologie, Medizin und Psychologie. Die anschaulichen Beispiele ermöglichen eine Reflexion eigener Pflegesituationen und bieten eine gute Grundlage für den Transfer in die Praxis und fordern dazu auf, den eigenen – oft zwischen Disziplinen zerstückelten – Praxisalltag zu reflektieren und aus der Sicht der Betroffenen zu betrachten.

Besonders eindrücklich wird auf die Bedeutung des sozialen bzw. »trialogischen Systems« eingegangen. Hier wird deutlich, wie schwer eine genesungsfördernde Einbeziehung des sozialen Umfeldes vor allem im stationären Setting ist. Gleichzeitig macht das Buch insbesondere durch seine hilfreichen Interventionsanregungen Mut, der vorherrschenden Praxis Kreativität und Zuversicht entgegenzusetzen. Und so gelingt den Autorinnen etwas Besonders: Dadurch, dass oft wenig beachteten Phänomenen Sprache gegeben wird, werden sie fassbar und bearbeitbar. Der angeschlagene Ton ist immer wertschätzend und vor allem fordert er dazu auf, sich zu trauen und die Dinge in die Hand zu nehmen. »Taking back control« – so lautet einer der zentralen Sätze der Recoverybewegung. Dieses Buch kann für Professionelle und Betroffene auf dieser Reise als Wegweiser dienen.

Ich freue mich, dass dieses Buch geschrieben wurde, und wünsche ihm viele Leserinnen und Leser.

Prof. Dr. rer. medic. habil Michael Schulz, Bielefeld, für das Herausgeberteam

Warum dieses Buch?

Beispiel *von Manuela Grieser* Ich sitze mit einer Klientin unter einem riesigen Kastanienbaum im Park einer psychiatrischen Klinik. Eben haben wir eine Imaginationsübung gemacht, die wir uns kurzerhand gemeinsam ausdachten. Im Geiste liefen wir mit nackten Füßen durchs warme, noch etwas feuchte Gras, dabei spürten wir den moosig flauschigen Boden unter unseren Füßen, während die Sonne durch das Blätterwerk des Baumes schien. Nun sitzen wir an einem Tisch und besprechen die Themen, welche die Klientin mitgebracht hat. »Ich fühle mich allein«, sagt sie. In diesem Moment springt ein Eichhörnchen vom Baum, läuft ganz nah an uns vorbei, verharrt, schaut uns an und flitzt den nächsten Baum empor. Wir müssen lachen. Ich schaue die Klientin an und frage: »Was will uns das wohl sagen?« Sie meint: »Ich bin gar nicht einsam, sogar das Eichhörnchen kommt zu mir.« Das war ein sehr inniger Moment. Die Klientin zeigte sich offen, entdeckte ihre Lebenskraft wieder, und ich habe mich ihr emotional nah gefühlt.

Körper, Gefühlswelt, Geist und Umwelt sind eine Einheit und stehen in unablässiger Wechselwirkung zueinander (Bauer 2016; Storch u. a. 2017; Damasio 2013). Menschen sind untereinander und mit ihrem Umfeld untrennbar verbunden; geschieht in einem Bereich eine Veränderung (Eichhörnchen), so beeinflusst das die gesamte innere Ordnung eines Menschen bis hin zu dessen sozialen Kontakten (Therapeutin). Ändert sich im menschlichen Mikrokosmos eine Gegebenheit – beispielsweise die Gefühlslage –, so wirkt sich dies auf körperliche und mentale Prozesse aus. Wandelt sich das Körperempfinden, verändern sich ebenfalls die Emotionen und Gedanken. Psychische Krankheitsphänomene und Genesungsprozesse betreffen somit – wenn auch in unterschiedlichem Maße – immer den Körper, die Gefühlswelt, den Geist und die Umgebung gleichermaßen. Alle Ebenen der Lebensregulation bieten Möglichkeiten, um Genesungsprozesse anzustoßen und zu fördern.
Stellen Sie sich eine Blumenwiese vor: Sie hegen nicht einzelne Blümchen im Topf, sondern versorgen eine ganze Wiese, einschließlich der wichtigen Faktoren, die eine Blumenwiese innehat. So beachten Sie die Umgebungsfaktoren wie die Bodenqualität, Sonneneinstrahlung und Regenmenge, Sie berücksichtigen die Entwicklung der Pflanzen von den Samen und Wurzeln bis zu den Blüten

und der Fortpflanzung, deren Beziehung untereinander und die Tiere, denen die Wiese Lebensraum bietet. Wie die Blumenwiese sehen wir das Leben als komplexen Organismus mit vielen bunten Details, die interagieren und ein Ganzes bilden.

Wir Menschen sind biologisch und psychisch auf soziale Beziehung ausgerichtet. Der Wunsch, soziale Anerkennung, Zuwendung und Liebe zu erfahren, erzeugt den Antrieb für unsere Handlungen (Bauer 2008). Als Mensch gesehen zu werden und Teil einer Gemeinschaft zu sein steht nach der Überlebenssicherung an zweiter Stelle. Menschen wirken durch emotionale, geistige und körperliche Impulse aufeinander ein. Wir erleben uns selbst durch Beziehungen und bilden gemeinsame Bedeutungsräume. Soziale Interaktion prägt uns bis hin zu den kleinsten Bausteinen unseres Lebens, den Genen (Bauer 2016). So fördern Respekt, Ressourcenorientierung und liebevolle Zuwendung in Beziehungen Gesundheit, Lernvermögen und Resilienz, während beispielsweise Emotionslosigkeit, Problemfokussierung oder Abwertung der psychischen und körperlichen Gesundheit abträglich sind. Dies zeigt, dass wir gegenseitig unsere Gesundheit und Entwicklung beeinflussen und positive Beziehungsgestaltung großes Potenzial birgt.

Wechselwirkungen sind auch in lokaler und globaler Hinsicht allgegenwärtig. Menschen beteiligen sich beispielsweise an der Politik, nehmen am künstlerisch kulturellen Geschehen teil und gestalten Landschaften oder die Natur, gleichzeitig wirken all diese Faktoren über kurz oder lang deutlich auf ihr Befinden zurück. Innere Phänomene sind untereinander, mit dem sozialen Geschehen und der Welt als Lebensraum untrennbar verbunden.

Trotz dieser erwiesenen und in vieler Hinsicht am eigenen Leib erfahrbaren steten Wechselwirkung innerhalb und zwischen allen lebenden Organismen nehmen wir das Leben aus einem bestimmten Blickwinkel wahr; wir betrachten Phänomene oft segmentiert und zerstückelt. Unabhängig davon, ob wir eine psychosoziale Ausbildung oder ein entsprechendes Studium absolviert haben, ob wir selbst an einer psychischen Erkrankung leiden oder einer erkrankten Person angehörig sind, fällt es uns meist schwer, die Interaktion zwischen körperlichen, psychischen und sozialen Aspekten spontan zu erkennen. Selten bringen wir im Alltag das körperliche und psychische Befinden in Zusammenhang mit der Lebenssituation oder erkennen, wie Verhalten, Entwicklung und Lernvermögen mit unseren Beziehungen und belastenden Erfahrungen in Verbindung stehen. Dies liegt – wie noch deutlich werden wird – zu einem großen Teil an unserer gelebten Kultur. Als unablässig vorwärts strebende Gesellschaft vergessen wir oft, neben den geistigen Fähigkeiten und vorzeigbaren Errungenschaften auch unsere Körperlichkeit, Emotionalität, Kreativität und sozialen Fähigkeiten zu pflegen. Was wir durch sorgsames Kultivieren all dieser Aspekte unseres Selbst für die Begleitung von Genesungsprozessen, für die Erhaltung unserer eigenen Gesundheit und letztlich für die Gesellschaft insgesamt gewinnen können und wie wir dies bewerkstelligen, davon handelt dieses Buch.

Die vorliegenden Inhalte richten sich sowohl an Fachpersonen im psychosozialen Setting (wie Pflegefachpersonen, Psychologinnen, Psychiater, Genesungsbegleitende, Ergotherapeutinnen) als auch an Begleitende im Alltag ohne pflegerische Ausbildung, beispielsweise Nachbarinnen, Angehörige oder Freunde psychisch erkrankter Menschen. Das Buch beleuchtet den menschlichen Mikrokosmos im Zusammenhang mit sozialen Prozessen und zeigt, wie Beziehungsgestaltung Genesung unterstützen kann. Erkenntnisse der Psychologie, Neurologie und der Pflegewissenschaften bieten dazu die Grundlagen und Evidenz. Körperlich, emotional und mental sowie im sozialen und kreativen Bereich existiert eine breite Methodenvielfalt, mit der brachliegende Ressourcen erschlossen und Genesungsprozesse erleichtert werden können. Wir zeigen, wie Fachpersonen und informell Begleitende ihre Blickwinkel erweitern und sich unterstützende Methoden und Techniken aneignen können. So sprechen sie die Lebenswelt der Betroffenen ganzheitlich an und befähigen diese zunehmend zu gesundheitsförderndem und selbstwirksamem Handeln. Nicht zuletzt stärken sie mit den beschriebenen Methoden und Techniken ihre persönliche Gesundheit, was für sie selbst und für alle Beteiligten des Genesungsprozesses von Vorteil ist.

Wie Sie dieses Buch nutzen können

Wir beschreiben in den folgenden Kapiteln, wie wir Menschen mit psychischer Erkrankung ganzheitlich auf ihrem Genesungsweg begleiten können. Durch Grundlagenwissen und Selbsterfahrung möchten wir Pflegefachpersonen, angrenzende Berufsgruppen und informell Begleitende inspirieren, alle Ebenen der Lebensregulation in die Prozessbegleitung miteinzubeziehen. Da Prozessbegleitung stets durch Beziehung – also durch Ihre Persönlichkeit – wirkt, laden wir Sie dazu ein, Ihr Fachwissen mit Ihrer Individualität, Ihrer Wahrnehmung, Intuition und Kreativität zu verbinden. Es soll ein Wissenszuwachs entstehen, der Sie selbst *und* die von Ihnen Begleiteten nährt, der keine linearen Handlungsleitlinien vorgibt, sondern das mehrdimensionale Netzwerk menschlichen Seins und die Vielfalt an Interventionsmöglichkeiten beleuchtet.

Wie die Blumenwiese auf dem Buchcover symbolisiert, lässt sich ein lebendiger Organismus erst dann verstehen und unterstützen, wenn wir seinen Reichtum an diversen Aspekten und deren Interaktionen erfassen.
Im ersten Teil des Buches sprechen wir alle Leserinnen und Leser gleichsam an. Wir stellen allgemeingültige Faktoren des menschlichen Mikrokosmos' heraus und beleuchten die zentrale Bedeutung sozialer Beziehung. Von diesen Grundlagen leiten wir die relevanten Schlüsse für die integrative Prozessbegleitung ab. Um Klientinnen und Klienten auf ihrem Genesungsweg ganzheitlich begleiten zu können, benötigen Pflegefachpersonen und informell Begleitende eine durch die Grundlagen gestützte »Toolbox« mit formalen Interventionen und informalen Alltagsideen. Entsprechende Methoden und Techniken im körperlichen, emotionalen, mentalen, verhaltens-, sozialen und kreativen Bereich sind im Kapitel »Praxisbereiche in der Übersicht« einschließlich je einem Beispiel zu finden. Der Großteil der Praxisanwendungen steht im Downloadbereich als Manual mit umfassenden Hintergrundinformationen zur Verfügung (siehe S. 122). Die Anwendungen sind zur professionellen Durchführung mit Dritten und zur Selbsterfahrung ausgelegt. Einige davon wurden von Nicole Amrein auditiv aufgezeichnet.
Im zweiten Teil des Buches richten wir uns speziell an psychiatrische Pflegefachpersonen und angrenzende Berufsgruppen. Konzeptuelles Vorgehen bei ganzheitlicher Prozessbegleitung, dienliche Modelle und der Pflegeprozess integrativ betrachtet bieten zusätzliches Wissen und Handwerkszeug. Als praktisches Nachschlagewerk im Anhang dienen die Hinweise zur integrativen Begleitung zahlreicher Pflegediagnosen.
Um einen persönlichen Bezug zu den Grundlagen und Techniken herzustellen, werden Sie, liebe Lesende, den jeweiligen Themen entsprechend zur Selbsterfahrung eingeladen. Auch ermutigen wir Sie, ein Prozessjournal in einem leeren Buch Ihrer Wahl zu gestalten. So können Sie Ihre persönliche Auseinandersetzung mit den einzelnen Themen dokumentieren. Dies geschieht idealerweise ebenfalls multidimensional. Entsprechend Ihrer ureigenen inneren Motivation dürfen Sie schreiben, skizzieren, malen, gestalten, fotografieren oder was Ihnen zur Verarbeitung Ihres Prozesses mehr in den Sinn kommt. Folgen Sie Ihrem Interesse, Ihrer Inspiration, Freude und Kreativität. Damit haben Sie mit dem vorliegenden Buch – so Sie dies wünschen – zusätzlich einen Coach in eigener Sache zur Hand. Eine solche Verbindung von Kognition und Selbsterfahrung hat zum Vorteil, dass Sie das Gelesene als persönliches Erfahrungswissen verinnerlichen, was Sie zu authentischer, professioneller, situativer und kreativer Prozessbegleitung befähigen wird.

Der Schlüssel für Veränderung

Damit Genesung- und Entwicklungsprozesse geschehen können, ist es wichtig, dass Menschen sich selbst und ihre Kräfte (wieder) wahrnehmen. Fragen wir Klientinnen und Klienten, was ihnen in ihrer Krise am meisten geholfen hat (Schulz, Zuaboni 2014), so sind dies intrinsisch motivierte Erkenntnisse über die eigene Ich-Stärke – wenn sie also aus ihrem inneren Antrieb heraus gehandelt haben. Im selben Maße, wie der Mikrokosmos von uns Menschen komplex und interaktiv ist, verfügen wir über vielfältige Ressourcen zur Genesung und Lebensgestaltung. Veränderungen und Wendungen im Leben geschehen immer aus innerer Motivation heraus. Einleitend möchten wir daher eine Person zu Wort kommen lassen, die ihren Genesungsweg bereits gegangen ist:

Beispiel Ich bin seit über dreißig Jahren krank: schwere Depression, vier Suizidversuche, Esssucht während drei Jahrzehnten und zwanzig Jahre Alkoholabhängigkeit. Und dennoch lebe ich noch. Zu großen Teilen ist meine Lebensqualität trotz unterstützender Medikamente, Hirnoperation und Elektroschocks stark reduziert. So sehr, dass ich mich bei Exit gemeldet habe, wo ich bereits seit meinem zwanzigsten Lebensjahr Mitglied bin. Ich habe die notwendigen Befragungen durchlaufen, Abschiedsbriefe geschrieben, mit einem Bestattungsunternehmen Kontakt aufgenommen und sogar einen Abschiedssong komponiert und professionell vertont. Das Einzige, was am Schluss noch fehlte, war der konkrete Termin – bevor ich absagte. Ich tat es nicht aus einem flüchtigen Gefühl heraus oder aus Angst vor dem Tod, ich tat es, weil ich mir unendlich viele Gedanken gemacht hatte: über mein bisheriges Leben, über meine Jugend, mein Erwachsensein, meine Eltern, meinen Ex-Mann, meine heutigen Freunde. Ich kam zu dem Schluss, dass bei allem Leid doch auch noch ein Funken Leben da ist. Mal mehr, mal weniger. Es gibt Tage, da kann ich nur weinen, bin tief im Loch gefangen, an anderen erzähle ich in Vorträgen aus der Betroffenensicht von Depressionen, Ess- und Alkoholsucht, Suizid und Selbstverletzung. Ich tue das gerne, die Zuhörenden sind dankbar für meine ungeschönte Sicht. Sie hören sehr genau zu, wenn ich von diesem einen Moment rede, der alles entscheidet, dem Wendepunkt.

Solche Erlebnisberichte von Expertinnen und Experten aus Erfahrung, von Angehörigen und uns Therapeutinnen geben den theoretischen Inhalten Realitätsbezug und werden im gesamten Buch zu finden sein.
Wir wünschen Ihnen viel Freude beim Lesen und Explorieren!

Maja Lo Faso, Manuela Grieser und Nicole Amrein

Ganzheitliche Begleitung – eine Einführung

Um zu verstehen, welche Möglichkeiten der hier vorgestellte integrative Ansatz eröffnet, hilft es, einen Schritt zurückzutreten und unsere menschlich-kulturelle Entwicklung zu betrachten. Wie erklärt sich das Bedürfnis nach integrativen Ansätzen, die Genesungsprozesse erleichtern und die Selbstwirksamkeit steigern?

Mit Blick auf die Gegenwart kann diese Frage wie folgt beantwortet werden: Wir haben bisher als Gesellschaft – trotz zahlreicher wegweisender Erkenntnisse in der Forschung – nicht gelernt, die Interaktion von Körper, Emotionen, Geist, sozialen Beziehungen und Umwelt zur Salutogenese (der Entstehung von Gesundheit) zu nutzen. Dies würde eine kollektive Entschleunigung voraussetzen, ein Innehalten und Wahrnehmen, was wir als Individuen und als Kollektiv tun und was die Beweggründe für unser Tun sind. Unsere leistungsorientierte Kultur scheint einem solchen Innehalten jedoch in vieler Hinsicht entgegenzustehen. So belohnen wir in unserer meritokratischen Gesellschaft jene, die Leistung erbringen, sowohl materiell als auch moralisch, und vergessen dabei, dass Leistungsfähigkeit neben persönlichen Voraussetzungen primär der sozialen Unterstützung und eines idealen Umfelds bedarf (Sandel 2020). Wer psychisch erkrankt, erlebt noch heute oft Stigmatisierung und Ausschluss aus der (Leistungs-)Gesellschaft.

Einer selbsterfüllenden Prophezeiung gleich, kultivieren wir das darwinistische Prinzip »survival of the fittest«, also das Überleben des Stärkeren. Dies erzeugt und fördert ungleiche Ressourcenverteilung. Auch unsere sozialen und wirtschaftlichen Strukturen sind auf Wettbewerb ausgerichtet. Bezüglich der gesundheitsfördernden Sozial- und Selbstkompetenzen können wir große Defizite in der Allgemeinbevölkerung vermuten. Da solche lebenswichtigen Kompetenzen nicht zu den gängigen Bildungsinhalten gehören, fehlt vielen die Kenntnis darüber, wie sie auf psychische Herausforderungen und persönliche Dysbalancen selbstwirksam Einfluss nehmen können. Das psychiatrische Umfeld bildet diesbezüglich nur die Spitze des Eisbergs ab; auch außerhalb davon kämpfen zahllose Menschen mit gegenwärtigen und biografischen Belastungen und stehen, obwohl die meisten Grundbedürfnisse gesichert sind, unter latentem chronischem Stress. Um als Gesellschaft gesundheitsfördernde Strukturen und als Individuen ebensolches Verhalten entwickeln zu können, dient das Konzept der Salutogenese.

Salutogenese (von lat. salus: Gesundheit, Wohlbefinden und altgriech. genesis: Geburt, Entstehung)

Salutogenese ist der Gegenentwurf zum Krankheitskonzept der Pathogenese. Der Begriff wurde vom israelisch-amerikanischen Soziologen Aaron ANTONOVSKY (1997) geprägt. Salutogenese beschäftigt sich mit der Frage, wie Gesundheit entsteht, wie Menschen trotz Risiken gesund bleiben können und wie ihre Gesundheit gefördert werden kann. Gesundheit wird dabei als komplexer Prozess verstanden. Wesentlich ist das sogenannte Kohärenzgefühl, das sich im Laufe des Lebens entwickelt und aussagt, ob das soziale Umfeld für einen Menschen als verstehbar (vorhersehbar und erklärbar), handhabbar (bewältigbar) und das eigene Leben als sinnhaft erlebt wird. Menschen, deren Erleben und Handeln in einem guten Kohärenzgefühl münden, sind den Herausforderungen ihrer Umwelt gewachsen und sehen in ihrem Leben einen Sinn.

Wir gehen davon aus – und werden dies später mit Evidenz darlegen –, dass ein Paradigmenwechsel von einem Krankheitsverständnis Einzelner zu einem kollektiven Gesundheitsverständnis für die psychiatrische Gesundheitsversorgung *und* die Gesellschaft insgesamt hilfreich ist. Psychisch Erkrankten, Angehörigen, Begleitenden und Fachpersonen können aktuelle Erkenntnisse der Neurobiologie und Psychologie dienen, um individuelle und strukturelle Ressourcen zu erkennen, Genesung einzuleiten und sie kollektiv zu fördern.

Unser Weltbild im Wandel der Zeit

Blicken wir anhand von Expertenberichten zurück, so können wir feststellen, dass das kollektive Weltbild während der überwiegenden Dauer der Menschheitsgeschichte auf der zyklischen Ordnung steter Wiederkehr beruhte (HARARI 2015; MORTON 2016). Aus derselben Materie hervorgegangen wie Tiere und Pflanzen (KOECHLIN 2011), waren Menschen während der längsten Phase ihrer Entwicklung eins mit ihrer Umgebung. Sie waren unmittelbar in organische Zusammenhänge eingebunden; die menschliche Wahrnehmung war geprägt von Wachstum, Vergehen und neuerlichem Entstehen. Lebenserfahrung wurde mittels der sechs Sinne Sehen, Hören, Riechen, Schmecken, Tasten und Gleichgewicht aus erster Hand gewonnen und über Erzählungen mündlich in der Gemeinschaft weitergegeben. Jedermann und jedefrau war zuständig für das gemeinsame Überleben, Expertinnen und Experten auf bestimmten Gebieten waren die Ausnahme. Individuelle Begabungen wurden als Geschenke des Lebens und als Verantwortung gegenüber der Gemeinschaft begrüßt (Wall-Kimmerer 2021). Dies prägte das Empfinden, Denken und soziale Zusammenleben. Das Leben fand im Moment, in »ewiger Gegenwart« statt. Jedoch ging mit diesem Verständnis auch eine kollektive Hilflosigkeit gegenüber Obrigkeiten und Naturereignissen, wie Katastrophen und der Kindersterblichkeit, einher. In diesem Zustand des Seins war es nicht möglich, die Lebensbedingungen aller langfristig zu verbessern (Eyal 2020).

Dieses zyklische Weltbild veränderte sich durch die Verbreitung der Schrift, die das Bewusstsein für »Vorher« und »Nachher«, also ein historisches Zeitverständnis, hervorbrachte. Das abstrakte Denken wurde geboren und damit die Idee zielgerichteter Entwicklung jeglicher Lebensbereiche. Dieses neue, auf linearer Kausalität basierende Weltbild brachte zahlreiche Vorteile mit sich, wie technologischen Fortschritt, den Wohlstand breiter Bevölkerungsschichten, steigende Ernährungssicherheit und Gesundheit. Das Individuum fand zunehmend zu eigenständigem Denken und Handeln und die Menschen einigten sich auf kollektiv gültige ethische Grundsätze. Gleichzeitig führte diese Entwicklung zu einer verlustreichen Zerstückelung. Die Sinneserfahrung und Einbindung in organische Zusammenhänge rückten in den Hintergrund; der Mensch distanzierte sich gleichermaßen von seinen natürlichen Instinkten – die ihn wohlgemerkt in seiner Entwicklung erst so weit gebracht hatten – wie von der Natur selbst. Rationales abstraktes Denken begann zu dominieren. Eigentliche Netzwerke wurden linear verstanden und Zusammenhängendes aus dem Kontext gerissen. Denken und Handeln richteten sich nach dualistischen Bildern von gut und böse, schwarz und weiß und wurden von Zukunftsorientierung und Entwicklungsstreben geprägt. Ferner fingen Menschen an, sich auf einzelne Lebensbereiche zu spezialisieren.

Diese Entwicklung zeichnete sich auch in der Forschung und Bildung ab. Geistig lineare Prozesse wurden beforscht, während Emotionsforschung bis Ende der 1990er-Jahre inexistent blieb bzw. belächelt wurde (Damasio 2013; Bauer 2008). Das Verständnis körperlicher Phänomene unterlag einem mechanistischen Menschenbild, bei Krankheit galt es, den Körper – ähnlich einer Maschine – zu reparieren (Storch, Tschacher 2016; Han 2014). Die Medizin und Psychiatrie entwickelten sich in paternalistischen Denkgebäuden, Körper und Psyche wurden isoliert betrachtet, das soziale Umfeld als irrelevant für die Gesundheit abgetan. Im selben Maße, wie organische Zusammenhänge vernachlässigt wurden, investiert(e) die Menschheit bis heute ungeheure Summen in die Entwicklung neuer Technologien und künstlicher Intelligenz. Das menschliche Entwicklungsstreben ist ungebremst, obwohl viele Expertinnen und Experten bezweifeln, dass neue Technologien wirkliche Lösungen für globale Herausforderungen bereithalten oder Maschinen den menschlichen Fähigkeiten in ihrer Gesamtheit auch nur nahe kommen können (Rushkoff 2019; Storch, Tschacher 2016).

In diesem grob skizzierten Bild menschlicher Entwicklungsgeschichte liegt auch die Antwort auf die eingangs gestellte Frage, wie sich der Bedarf nach dem ganzheitlichen Ansatz begründen lässt. Rationales Denken und zielorientiertes Handeln im Hinblick auf persönliche Absichten stehen heute im Zentrum. Sie bilden sowohl in individueller als auch in kollektiver Hinsicht das lineare Lebenskonzept. Da Leben jedoch multidimensional stattfindet, ist Linearität als solche störungsanfällig. Unerwünschte körperliche, emotionale, geistige oder soziale Irritationen unterbrechen das Vorwärtsstreben als idealisiertes Lebenskonzept. Um Belastungen, Hindernisse und persönliche Herausforderungen – also das Leben selbst – meistern zu können, fehlen oft wichtige Fähigkeiten; es fehlen Intuition, Gemeinschaftssinn und das Bewusstsein für organische Zusammenhänge. Das sogenannte implizite Lernen, das automatisch und ohne (externe) Absicht erfolgt, hat keinen Raum und Wert im kollektiven Bewusstsein. Und es mangelt an konkretem Wissen, um mit grundlegenden persönlichen Herausforderungen umzugehen.

Beispiel Funktionieren war alles. Gefühle, die Verarbeitung schmerzhafter Erfahrungen und persönliche Entwicklung gab es nicht. Was nicht sein durfte, wurde unter den Teppich gekehrt. Schein und Würde mussten gewahrt werden, um jeden Preis. Die Frau war dem Manne untertan. Und alles psychologische und therapeutische Wissen, das damals bereits existierte, wurde abgewertet und belächelt. Die christliche Gemeinde gab innerlichen Halt und einen Platz im Dorf. Und sie half dabei, einen dicken Schleier über die eigene Wahrnehmung und über alles zu legen, was vor sich ging. Ich habe lange gebraucht, um wahrnehmen, fühlen und denken zu lernen – und um zu gesunden.

Der hier vorgestellte Ansatz ganzheitlicher Prozessbegleitung ist eine Reaktion von vielen auf das lineare Weltbild und die damit einhergehenden Defizite. Entschleunigung, Wahrnehmung und bewusstes Nutzen brachliegender menschlicher Ressourcen sollen Zielgerichtetheit, Produktivität und unterstützende Technologien ergänzen und neue individuelle und kollektive Perspektiven eröffnen.

Ein Blick auf den psychiatrischen Alltag

Auch im Gesundheitswesen fand in jüngerer Zeit eine Segmentierung statt. In der Milieu- und Soziotherapie trainierten Fachpersonen bisher mit Betroffenen lebensweltbezogene Situationen. Der Alltag wurde gemeinsam gestaltet, Betroffene in ihrem Lebensumfeld und in ihrem Entwicklungsprozess unmittelbar begleitet. Im heutigen klinischen – und teilweise auch ambulanten – Setting ist die Bearbeitung der einzelnen Lebensbereiche disziplinär aufgeteilt. Der Physiotherapeut erlebt mit dem Klienten sportliche Aktivitäten und beobachtet dessen Beweglichkeit, Ausdauer und die Wirkung der Interventionen. Die Psychiaterin kümmert sich um die Medikation und beobachtet die Psychodynamik. Die Pflegefachperson koordiniert die Alltagsgestaltung, beobachtet die Adhärenz, also die Therapie- und Medikamentenbefolgung, das Gruppenverhalten und die Symptome des Klienten zu unterschiedlichen Tageszeiten. Der Sozialarbeiter befasst sich mit dem sozialen Umfeld, mit Arbeits- und Wohnverhältnissen und bietet im besten Fall familiäre Unterstützung. Und die Achtsamkeitstrainerin bemüht sich, den Fokus ihres Klienten auf achtsame Lebensgestaltung zu lenken.

Wo aber münden bei Betroffenen psychischer Erkrankungen all diese disziplinär zerstückelten Sequenzen in eine ganzheitliche, sinnstiftende, von Werten getragene und durch innere Ausrichtung verbundene Gesamtwahrnehmung? Wie finden Betroffene zu innerer Kraft, Selbstwirksamkeit und Lebenskompetenz?

Wir anerkennen das Bestreben nach ganzheitlichen Ansätzen im klinischen Setting und sehen, dass das Bewusstsein für therapeutische Arbeit auf allen Ebenen der Lebensregulation durchaus vorhanden ist. So stehen den Klientinnen und Klienten vielfach verhaltens- und körpertherapeutische sowie gestalterische Angebote offen. Dennoch fällt bei der Anamnese eines Krankheitsgeschehens und dessen Bearbeitung auf, dass körperliche, emotionale, geistige und soziale Prozesse selten in direkten Zusammenhang gebracht werden. Vielmehr werden die einzelnen Aspekte unabhängig voneinander behandelt. Auch werden Betroffene meist wenig in die Therapieplanung einbezogen, wie der folgende Erfahrungsbericht verdeutlicht:

Beispiel Ich weiß nicht mehr, ob es Klinik elf oder zwölf war, in die ich für vier Monate zum »Arbeiten« hinkam. Arbeiten im Sinne von: »Geht weg, Ess-Brechsucht, Alkohol und Depression.« Okay, ich habe mich darauf eingelassen, das Unmögliche nochmals zu versuchen. An neuem Ort, in neuem

Setting – mit Timetable bei der Begrüßung. Ich sah nur farbige Kreise und Vierecke, die sich mal kreuzten, mal nicht. Es dauerte einen Moment, bis ich begriff, dass dieses DIN-A4-Blatt kein Kunstwerk war, sondern mein Tagesablauf für die nächsten Monate. Bei noch genauerem Hinschauen fiel auf, dass kaum Leerräume existierten: Qi Gong, gefolgt von Herzmeditation und Seidenmalerei. Mittagessen. 13:30 Uhr: Jogging in drei Leistungsklassen. 16:00 Uhr: freies Singen oder Töpfern. 17:00 Uhr: Abendessen. Danach: Spiele spielen … Ich informierte die Klinikleitung darüber, dass ich kein Gruppenmensch sei. Ich würde viel Zeit für mich und mein Denken brauchen, und ich hätte das Bedürfnis, spazieren zu gehen – Handwerkliches läge mir nicht im Geringsten. Wirklich glauben tat man mir nicht. <

Abbildung 1 **Zeichnung einer Betroffenen: Überforderung**

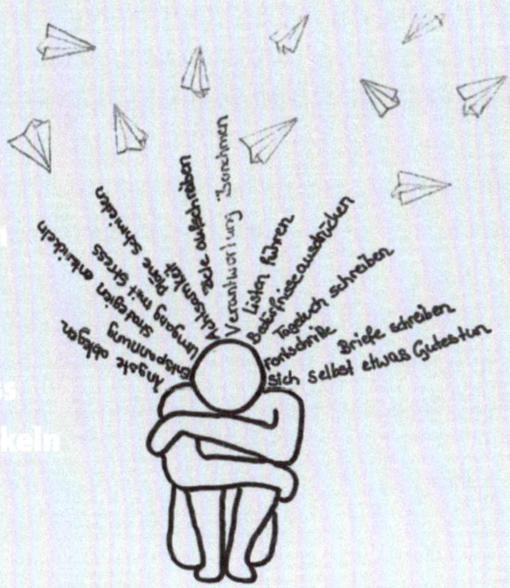
Ziele aufschreiben
Achtsamkeit
Pläne schmieden
Umgang mit Stress
Strategien entwickeln
Entspannung
Ängste abgeben
Verantwortung übernehmen
Listen führen
Bedürfnisse ausdrücken
Tagebuch schreiben
Fortschritte
Briefe schreiben
Sich selbst etwas Gutes tun

Wochenpläne mögen den einen die unterstützende Struktur geben, die sie brauchen, während sie andere daran hindern, sich selbst durch das Übermaß an äußeren Vorgaben wahrzunehmen, oder gar Überforderung und Stress auslösen. Dennoch: Betroffene üben wertvolle Techniken der Achtsamkeit, Musik als Bewältigungsstrategie und Sport als vitalisierende und entspannende Maßnahme, um Stresssituationen entgegenzuwirken. Allenfalls wird mit der Bezugspflege oder dem Psychologen die eigene Lebensgeschichte erhoben. Die Gespräche mit Pflegefachpersonen drehen sich um Medikamente, Ressourcen, Frühwarnzeichen, Notfallpläne sowie um Trost und Hoffnung spendende Inhalte.

Diese Ansätze basieren auf fachlich sinnvollen Überlegungen und sind an sich zielführend. Lernen für das Leben findet jedoch nicht nach Plan statt. Nach dem heutigen Wissensstand findet es dann statt, wenn alle Ebenen der Lebensregulation integriert und verknüpft werden, wenn das Vertrauen in die eigene Kreativität, Kraft und Lösungsfindung wächst, wenn verschiedene Erfahrungen zu neuen Verhaltensmustern führen und diese in Lebenskompetenz münden. Lernen für das Leben findet nicht statt, wenn Menschen einen (weiteren) äußerlich vorgegebenen Trainingsplan zur Genesung befolgen. Und es findet nicht statt, wenn Menschen sich als Diagnose, einschließlich deren statistischen Genesungschancen, wahrgenommen fühlen.

Lernen für das Leben

Lernen für das Leben wird ermöglicht, wenn die verschiedenen Ebenen der Lebensregulation, also Körper, Emotionen und Geist, miteinander verknüpft sind und der selbstbestimmte und selbstwirksame Umgang mit den Symptomen wächst. Es wird gefördert durch empathische Begleitung auf dem gegenwärtig unwegsamen Pfad, durch urteilsfreie Fachpersonen mit Vertrauen in Lösungswege, Entwicklung und Ressourcen. Es wird gefördert durch Zuwachs an Wissen und Können, durch Gemeinschaftssinn, Humor und liebevolle Akzeptanz gegenüber der Erkrankung. Lernen für das Leben wird möglich durch die Hoffnung auf Genesung, die notfalls von der Fachperson oder Begleitung eine Zeit lang übernommen wird.

Persönliche Erfahrungsberichte zeigen, dass Menschen über vielfältige Ressourcen verfügen, selbstbestimmt mit einer psychischen Erkrankung leben zu können und ihr Leben erfüllend zu gestalten. Und sie zeigen, dass Wendepunkte und Genesung möglich sind und aus innerer Motivation heraus geschehen.
Entsprechend der Motivationstheorie von Richard M. Ryan und Edward L. Deci (2017) können wir sogar vermuten, dass die externe Regulation von Genesungsprozessen durch das Umfeld »versagt«, wenn äußere Impulse nicht imstande sind, intrinsische Veränderungsmotivation bei Betroffenen auszulösen. Erst sie verleiht Menschen die Kraft, sich mit dem eigenen Krankheitsgeschehen nachhaltig wirksam auseinanderzusetzen. Folglich stellt sich für die pflegerische und therapeutische Begleitung die Grundsatzfrage, *wie* Menschen Zugang zu ihrer intrinsischen Motivation finden und diese nutzen können. Bedeutsam ist ebenso, mithilfe welcher Unterstützung Betroffene einer psychischen Erkrankung schrittweise ihre Selbstwirksamkeit entwickeln können. Jörg H. beschreibt dazu ein wichtiges Schlüsselerlebnis (Schulz, Zuaboni 2014, S. 67):

Beispiel Ich lernte in meiner Kirchengemeinde Menschen kennen, denen ich wichtig war, unabhängig von dem, was ich darstellte. Sie besuchten mich, halfen mir, vom Rauchen wegzukommen und eine Wohnung zu finden. Sie halfen mir, meinen Glauben an Gott und an ein gerechtes Leben zu stärken. Ohne sie wäre ich in dem Sumpf der Psychiatrie untergegangen. Außerdem arbeitete ich mit meiner damaligen Betreuerin ein ganzes Jahr an einem wirklich außergewöhnlichen Plan, um einen Lebenstraum wahr werden zu lassen: Ich begab mich auf eine 14-tägige Rundreise durch Israel, Jordanien und Ägypten, trotz Gehbehinderung und psychischer Krankheit. Ich beschreibe einmal mein Krankheitsbild, mit dem ich auf Israelreise gegangen bin: paranoide Schizophrenie, Angst- und Zwangsstörung, Persönlichkeitsstörung, soziale Phobie und eine Gehbehinderung. Was kann man da schon verlieren? Die Reise verlief (fast) reibungslos.

Ganz anders das folgende Beispiel:

Beispiel *von Manuela Grieser* Ich hospitiere auf einer psychiatrischen Akutstation. Es ist Visite. Im Aufenthaltsraum befindet sich ein Oberarzt, ein Stationsarzt, zwei Ärztinnen im Praktikum und eine Pflegefachperson. Ein Klient tritt ein, setzt sich auf den für ihn vorgesehenen Sessel und wird in den fünf zur Verfügung stehenden Minuten vom Arzt befragt: »Es geht Ihnen besser, nicht wahr?«, »Die Medikamente helfen, nicht wahr?«, »Wie können Sie schlafen?«. Der Klient antwortet: »Ich träume zurzeit ganz krasse Sachen. Letzte Nacht habe ich von meiner Mutter geträumt, die gesagt hat: ›Du kannst zurück zu mir kommen‹, aber ich wusste, ich kann nicht gehen.« Der Klient befindet sich momentan in einer persönlichen Krise, er ist frisch von seiner Partnerin getrennt und hat während der COVID-19-Pandemie seinen Job verloren; seine Mutter lebt in einem anderen Land. Als er mit seiner Ausführung endet, herrscht hilfloses Schweigen im Raum. Niemand wagt es, auf die Erzählung über den Traum einzugehen. Der Arzt komplimentiert den Klienten daraufhin nach draußen.

Während beim ersten Beispiel die intrinsische Genesungsmotivation des Betroffenen durch die gemeinsame Israelreise vollumfänglich genährt wurde, verhallte sie beim zweiten Beispiel im Raum. Das sinnvolle Bedürfnis des Klienten, die aus seinem Unterbewussten auftauchenden Trauminhalte in Bezug zu seinem Genesungsprozess zu setzen, stieß nicht auf Resonanz. Aus Erfahrung können wir sagen, dass im klinischen Setting die Verknüpfung sozialer, geistiger, emotionaler und körperlicher Prozesse wenig kultiviert wird. Therapeuten, Ärztinnen und Pflegende sind kognitiv und fachlich hochkompetent, haben

jedoch bildungs- und kulturbedingt oft wenig Zugang zu ihrer Intuition, Körper- und Selbstwahrnehmung. Häufig unterschätzen sie die Wirkung ihrer Rolle und Person, ihres Menschenbilds und Gesundheitsverständnisses.
Den Klientinnen und Klienten hingegen fehlt oft die Verknüpfung von Krankheitssymptomen, erforderlichen Prozessschritten, Psychoedukation, Ressourcen und intrinsischer Motivation. Sie haben Schwierigkeiten, integrativ und vorausschauend mit ihren Symptomen umzugehen. Wie stark Beziehungssysteme von Fachpersonen und Angehörigen auf Betroffene wirken und wie wichtig Persönlichkeitsentwicklung *aller* Involvierten ist, scheint wenigen bewusst. Durch Wissensvermittlung und Praxisanleitungen möchten wir in diesem Buch zeigen, warum und wie körperliche und emotionale Präsenz, Sinneswahrnehmung, Intuition und Kreativität sowohl die Begleitungsqualität von Fachpersonen und informell Betreuenden als auch die Genesung der Betroffenen selbst fördern. Durch das Erschließen solch vielfältiger Ressourcen können Betroffene zu ihrer intrinsischen Genesungsmotivation und Selbstwirksamkeit finden.

Das Potenzial ganzheitlicher Begleitung

In der Gesundheitsversorgung haben psychiatrische Pflegefachpersonen, angrenzende Berufe und informell Betreuende eine Schlüsselrolle inne – als direkte Bezugspersonen ist es für sie wesentlich, die Ebenen menschlicher Lebensregulation in die Begleitung integrieren zu können und der Bedeutung sozialer Beziehungen gerecht zu werden.
Die vorliegenden Inhalte sollen professionell Pflegende befähigen, ihre Klientinnen und Klienten situativ auf der sozialen, körperlichen, emotionalen und mentalen Ebene zu begleiten. Hierzu werden sie beispielsweise Biografie- mit Naturarbeit oder Achtsamkeit mit soziotherapeutischen Elementen verknüpfen. Auf diese Weise können sie den Pflegeprozess unter integrativen Gesichtspunkten durchführen sowie das soziale System und die Biografie der Betroffenen miteinbeziehen. Auch vermögen die vorgestellten Techniken, die Beziehung zwischen Fachpersonen, Angehörigen und Betroffenen zu stärken und alle Beteiligten zum Nachdenken und zur Selbstwirksamkeit anzuregen. Durch stärkende Selbsterfahrung gehen die Betroffenen ihre persönlichen Themen entwicklungs- und lösungsorientiert an und sind sich des Wertes dieser Fähigkeit bewusst. Für informell Pflegende ist vieles vom hier präsentierten ganzheitlichen Ansatz ebenfalls nützlich, vor allem jedoch können sie ihre

Sichtweise auf psychische Erkrankungen und deren Begleitung verändern und so die Lebenswelt der Betroffenen – und ihre eigene – erweitern.

Die integrative Begleitung von Genesungsprozessen zielt demnach nicht nur darauf ab, Betroffenen multidimensional zu begegnen, sondern im besten Fall ganzen trialogischen Systemen von Angehörigen, Betroffenen und Fachpersonen zu ermöglichen, neue Erfahrungen zu machen und neue Muster zu erlernen. Indem körperliche, emotionale und geistige Prozesse aller Involvierten einbezogen werden, wird eine ganzheitliche Grundlage im Umgang mit psychischen Erkrankungen geschaffen.

Der integrative Ansatz der Prozessbegleitung kommt den gegenwärtigen Entwicklungen im psychiatrischen Umfeld entgegen, die darauf abzielen, Pflegefachpersonen mit vertieften oder therapeutischen Kompetenzen zu stärken (Kozel u.a. 2019; Weidling, Schmitte 2019). Durch ihre soziale Nähe zu Betroffenen haben sie und informell Begleitende eine zentrale Funktion im Gesundheitswesen inne. Es geht also darum, mittels Beziehungspflege vermehrt Angebote im Gesundheitssystem zu schaffen, die es Betroffenen ermöglichen, umfassende Selbstwirksamkeit zu erwerben. Anleitung zur Selbsthilfe durch Gesundheitsfachpersonen ist dabei das Mittel der Wahl. Solche Entwicklungen hin zu »ambulant vor stationär« (engl. »shiftet outpatient clinic«) sind im europäischen Raum im Gange und unseres Erachtens sinnvoll (siehe »Ausblick und Entwicklung«, S. 170). Die vorliegenden Inhalte sind als Beitrag zu dieser Entwicklung zu verstehen.

Ebenen der Lebensregulation – Grundlagen

Körper, Emotionalbereich und Geist sind nach heutigem Wissensstand untrennbar miteinander verknüpft und bilden eine Einheit. Jede Ebene beinhaltet zahlreiche Ansatzpunkte für Genesung. Werden alle Ebenen in den Entwicklungsprozess integriert, erleichtert dies die Emotionsregulation, Reflexion und den Umgang mit Körpersymptomen.
Der erste Teil der Grundlagen verdeutlicht, wie Körper, Emotionen, Gefühle und Geist miteinander verbunden sind und welches Potenzial jede Ebene der Lebensregulation für die Prozessbegleitung bereithält. Im zweiten Teil beleuchten wir die Bedeutung zwischenmenschlicher Beziehungen für die Psyche und den Körper; Menschen sind soziale Wesen – die Bindung zu Bezugspersonen ist für die Gesundheit somit von enormer Bedeutung. Um die intrinsische Motivation und Selbstwirksamkeit der Betroffenen zu unterstützen, folgen schließlich Erkenntnisse über menschliches Verhalten, Entwicklungs- und Lernfähigkeit.

Körper, Emotionen und Geist

Um Menschen – einschließlich sich selbst – zu verstehen und Genesungsprozesse ganzheitlich begleiten zu können, ist es hilfreich, das komplexe innere Netzwerk an Interaktionen zu entflechten. Nach Antonio Damasio (2013), Neurologe und Vertreter der Ganzheitlichkeit, findet unser Leben auf unterschiedlichen Ebenen statt (Abb. 2).
Gefühle und Emotionen spielen dabei eine wichtige Rolle im Bewusstseinsprozess: »Ich fühle, also bin ich.« Damasio entwickelte demnach die Annahme von René Descartes (1596–1650) weiter, der das Denken losgelöst vom Körper sah und als eigentliche Grundlage des Selbst wertete.

Ebenen der Lebensregulation (nach Damasio 2013)

Die basale Lebensregulation umfasst vergleichsweise einfache biologische Reaktionsmuster, wie den Stoffwechsel und die Reflexe sowie biochemische Ausschüttungen, die Lust, Schmerz, Trieb und Motivation erzeugen.

Emotionen bezeichnen komplexe physische Reaktionsmuster, die evolutionär gewachsen sind und der Lebenserhaltung und Bedürfnisbefriedigung dienen.

Gefühle sind das subjektive, auch kulturbedingte Erleben, das im Zusammenspiel mit Empfindungen, Emotionen, geistigen und sozialen Prozessen entsteht. Sie manifestieren sich als überdauernde Vorstellungen im Körper- und Selbstbild.

Höhere Denkprozesse gelten als komplexe, flexible, individuell gebildete Reaktionspläne. Sie können als bewusste Vorstellungen verbalisiert und als Verhalten geäußert werden.

Abbildung 2 **Ebenen der Lebensregulation**

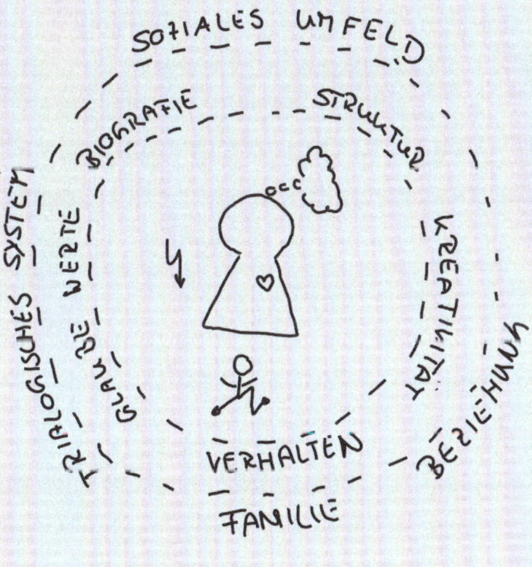

In den folgenden Abschnitten zeigen wir das Potenzial jeder Ebene zur Begleitung, Genesung und Selbstwirksamkeit auf.

Die Körperebene

Beispiel *von Maja Lo Faso* Ich arbeite mit einer jungen Klientin an ihrem Körpergefühl und Selbstbild. Sie hat Phasen mit starken Krankheitsphänomenen durchlebt und die Auseinandersetzung mit ihrem Körper ist für sie herausfordernd. Gegen Ende der dritten Sitzung muss sie auf die Toilette und kommt erstaunt und erfreut zurück: »Nun konnte ich mich gerade freundlich, ohne Hass und Ekel im Spiegel betrachten. Das kann ich sonst nie.« Dieses Erlebnis wurde durch nur wenige, teils einfache Techniken möglich: Fußmassagen mit dem Tennisball, einige bilaterale Bewegungen im Liegen, Stressabbau, bei dem die Klientin Stirn und Hinterkopf hielt, und taktile Arbeit (funktionale Integration nach der Feldenkrais®-Methode) von mir an ihren Schultern. Viel wirkungsvoller als die Interventionen selbst scheint es mir zu sein, dass unsere Beziehung von Empathie, Akzeptanz und Vertrauen in ihre Ressourcen geprägt ist.

Unser Körper ist der lebendige Ausdruck all dessen, was wir empfinden, fühlen, denken, tun und durch unsere Biografie geworden sind. Entgegen früheren Annahmen ist heute belegt, dass der Körper kein determinierter, isoliert funktionierender biologischer Automat ist. Vielmehr zeigen zahlreiche Forschungsergebnisse, dass er unablässig mit psychischen und sozialen Geschehnissen interagiert und dass sich diese in körperlichen Strukturen manifestieren (Bauer 2008, 2016). So reagiert der Körper auf innere und äußere Impulse im sichtbar großen und mikroskopisch kleinen Bereich. Ein beträchtlicher Teil des Genoms, also der Gesamtheit der Gene, passt sich durch gezieltes Aktivieren oder Deaktivieren an die jeweiligen Lebensumstände an, was auch als Genregulation bezeichnet wird.

Unsere Zellen reagieren durch intelligente, dem Überleben dienende Selbstmodifikation auf Umwelteinflüsse und prägen so das Körperklima. Die biografisch eingeschriebene Erfahrung bildet die Grundlage für unser Verhalten und unsere Reaktion auf äußere Reize.

Beispiel Manchmal ändert sich mein Körpergefühl schlagartig von Wohlgefühl bis hin zu einem Zustand, bei dem ich aus der Haut fahren möchte. Dann fühle ich mich in Stücken, dick, habe Rückenschmerzen und wechselweise viele andere Symptome. In der Therapie habe ich gelernt, zu meinen Gefühlen zu finden, sie wahrzunehmen. Spüre ich sie und bin bei mir selbst, dann können sich die Körpersymptome wieder abbauen und ich mich entspannen.

Auch die sichtbaren körperlichen Prozesse, wie der Muskeltonus oder Herzrhythmus, sind – mitunter bemerkenswert schnell – wandelbar, denken wir an schwitzende Hände, ein errötendes Gesicht oder einen schnellen Herzschlag. Der Körper reagiert als sensibler lebendiger Organismus unmittelbar auf innere Prozesse und seine Umwelt. Dieses Zusammenspiel bildet sich in unserem Sprachgebrauch ab, wenn wir beispielsweise sagen, dass wir »starr vor Angst« sind oder jemand mit »geschwellter Brust« umhergeht.

Evolutionär gewachsene körperliche Strukturen erkennen schneller als die Kognition, ob Lebensumstände dienen oder schaden. Die Körperresonanz kann somit als persönliche Ressource dazu eingesetzt werden, das eigene Leben zu gestalten.

PRAXISANLEITUNGEN *Bodyscan (Körperwahrnehmung); Der erste Impuls,* **KB**

EINLADUNG ZUR SELBSTERFAHRUNG

Trainieren Sie Ihre Körperwahrnehmung mit dem Bodyscan im Download (**KB**). Nehmen Sie im Alltag wahr, wie sich Ihr körperliches Befinden unmittelbar wandeln kann. Kommen Ihnen ein positives Beispiel und das einer Belastungssituation in den Sinn? Beobachten Sie zukünftig die Wandelbarkeit Ihres Körperempfindens den inneren und äußeren Umständen entsprechend. Wenden Sie bei der nächsten Entscheidungsfindung die Übung »Der erste Impuls« (**KB**) an. Halten Sie Ihre Erkenntnisse gestaltend fest.

Körperresonanz und Körpergedächtnis – die basale Lebensregulation

Jeder Mensch verfügt über einen solch naturgewachsenen, intelligenten Organismus. Der Körper ist hochkomplex, hat sich in seiner Funktionsweise über Jahrmillionen entwickelt und wirkt in vieler Hinsicht ohne unser bewusstes Zutun. Durch unablässige chemische und elektrische Signale steuert er den Stoffwechsel, die Reflexe, Triebe und Motivation und erhält sich selbst am Leben. Die körperliche Ebene – auch basale Lebensregulation genannt – reagiert unablässig auf physische und psychische Impulse, auf Mitmenschen und Umwelt. Sinneseindrücke informieren über Sicherheit oder Gefahr, erzeugen Wohlbehagen oder Stress, Anziehung oder Abneigung und treiben zur Handlung an. Wir Menschen teilen die basale Lebensregulation mit den Tieren und – entsprechend neueren Erkenntnissen (Koechlin 2011) – auch mit der Pflanzenwelt. Die Fähigkeit, unser Inneres, unsere Beziehungen und unser Leben durch sogenannte Selbstmodifikation zu verändern, die Kommunikation untereinander und mit der Umwelt ist allen lebenden Wesen eigen. So gesehen ist die basale Lebensregulation die Ebene unterbewusster regulatorischer Prozesse und biologischer Intelligenz, die unseren Organismus am Leben erhält.

Die basale Lebensregulation ist geprägt von persönlichem Erfahrungswissen, das sich vom ersten Herzschlag an körperlich manifestiert. Im Mutterleib entfaltet der Körper sein genetisches Programm, das Gehirn bildet zunehmend ein inneres Abbild seiner Umgebung (Hüther 2010). Sind die sechs Sinne einmal ausgebildet, empfangen Menschen durch sie Informationen über die Welt, über sich selbst und erfahren, wie Beziehungen funktionieren. Die Sinne leiten Erregungsmuster weiter an das Gehirn, dort werden diese auf ihre Wichtigkeit hin geprüft, mit bestehenden ähnlichen Informationen abgeglichen und gespeichert. Die Amygdala, die paarig angelegten Mandelkerne im Gehirn, bewerten die eingegangenen Reize hinsichtlich Sicherheit und Gefahr und lösen entsprechende globale vegetative Reaktionen aus.

Auf diese Weise verarbeitet der Körper zeitlebens unvorstellbare Mengen an Erfahrungen. Diese werden als neuronale Erregungsmuster, sogenannte Repräsentationen im Gehirn, abgespeichert. Die Repräsentationen bilden – einschließlich der damit verbundenen Empfindungen, Emotionen und Gefühle – das Körpergedächtnis. Dieses ist größtenteils unterbewusst angelegt, um eine Informationsüberflutung zu vermeiden. Das Abgleichen neuer Sinnesreize mit ähnlichen bestehenden erzeugt Assoziationen. Sie wiederum aktivieren die Summe entsprechender Erfahrung, einschließlich der Reaktionsprogramme von Stress oder Entspannung, Emotionen, Gefühlen und Verhalten. Dieses Körpergedächtnis wird auch als »somatische Marker« bezeichnet (Damasio 2013). Daraus ergibt sich die menschliche Fähigkeit, in einer gegebenen Situation eine intuitive und damit schnelle Entscheidung zu treffen; körperliches Erfahrungswissen ermöglicht spontanes Erinnern und Erkennen sinnvoller Handlungsmöglichkeiten. Diese natürliche Fähigkeit der Reizverarbeitung und des kontextbezogenen Wiedererkennens ist künstlicher Intelligenz weit überlegen (Rushkoff 2019).

Beispiel Ich staune, wie widerstandsfähig mein Körper ist. Durch Süchte, jahrzehntelange Belastungssituationen und wiederholte akute Krisen ist er immer noch da für mich und ermöglicht mir, zu leben. Er hat sich über die Jahre immer wieder erholt und schenkt mir sinnliche Momente und Freude. Gelegentlich schmerzt er sehr. Es fühlt sich an wie Schmerzen der Seele.

Unser Körper hat durch seine assoziative Resonanz Zugriff auf unterbewusste Erlebnis- und Gefühlsinhalte. Dies verdeutlicht die Notwendigkeit von Körperwahrnehmung – sie ist die Voraussetzung, um fern von vorgefassten Meinungen, Erwartungen, Normen und Werten zu erkennen, welche inneren und äußeren Impulse der Gesundheit dienen und welche dieser abträglich sind. Vertiefte Körperwahrnehmung – auch Interozeption oder Tiefenwahrnehmung genannt – verhilft zu Erkenntnissen aus erster Hand bezüglich der Gegenwart. Zugleich öffnet sie den Zugang zum Körpergedächtnis als identisches Abbild der eigenen Biografie. Ressourcen und positive Erinnerungen (z.B. kindliche Spielfreude) sind ebenso eingeschrieben und abrufbar wie latente Stressoren.

Die Wahrnehmung und subjektive Deutung von Körpersymptomen ist für Genesungsprozesse äußerst wertvoll. Nehmen Betroffene von psychischen Erkrankungen – und Menschen im Allgemeinen – ihren Körper bewusst wahr, so wird ihre körperliche Realität zur persönlichen, der inneren Wahrheit verpflichteten Prozessbegleiterin.

PRAXISANLEITUNGEN *Der Körper als Prozessbegleiter; Bodyscan,* **KB**

EINLADUNG ZUR SELBSTERFAHRUNG

Führen Sie die Übung »Der Körper als Prozessbegleiter« (**KB**) durch oder lassen Sie sich auditiv von Nicole Amrein dazu anleiten (**DB**). Wiederholen Sie die Intervention und nehmen Sie wahr, was Sie dadurch über sich selbst, Ihr Leben und Umfeld erfahren. Halten Sie Ihre Erfahrungen schreibend und gestaltend in Ihrem Journal fest.

Die Sinneskanäle

Die Welt erschließt sich uns Menschen über sechs Sinneskanäle. Über den visuellen Sinneskanal der Augen sehen wir, durch den auditiven der Ohren hören wir, durch den kinästhetischen Kanal von Berührung, Tasten und Fühlen spuren wir, durch den olfaktorischen Sinneskanal nehmen wir Gerüche wahr, durch den gustatorischen den Geschmack von Speisen und durch den vestibulären Sinn – unser Gleichgewichtsorgan – empfinden wir unsere Aufrichtung in der Schwerkraft. Die Sinneskanäle sind die körperliche Grundvoraussetzung für jegliches Lernen, Orientieren und für zwischenmenschliche Kommunikation. Erst durch sie sind Menschen fähig, die Welt, Beziehungen und sich selbst zu erfahren. Umgebungsreize, Veranlagung und der individuelle Gebrauch führen dazu, dass sich Sinnesorgane unterschiedlich stark entwickeln. Es wurde nachgewiesen, dass Menschen ihre Sinneskanäle selektiv nutzen und dabei andere vernachlässigen (Dannemeyer, Dannemeyer 2016). So entsteht die schwerpunktartige Orientierung auf visuelle, auditive oder kinästhetische Inhalte.

Sensorische Entwicklungsräume

Visuell veranlagte Menschen wollen Dinge sehen und anschauen. Sie sind stark im Visualisieren und drücken sich bildlich aus. Um ihnen einen Entwicklungsraum zu bieten, dient die Arbeit mit Figuren, inneren und realen Bildern, Modellen, Skizzen und Farben.
Auditiv orientierte Menschen haben einen starken Bezug zu Klängen, Geräuschen und zur menschlichen Stimme. Sie werden über Geschichten, Gespräche, Musik und den Stimmgebrauch erreicht. Sie sind fähig, allein durch Zuhören zu verarbeiten und zu lernen.
Kinästhetisch orientierte Menschen mögen es, zu ertasten und zu berühren, an Dingen zu riechen, gar hineinzubeißen. Sie lassen sich über körperliche Erfahrung, Empfindung, Körperwahrnehmung, Bewegung und Ausprobieren erreichen.
Olfaktorik und Gustatorik sind ebenso Kanäle, über die Menschen sinnlich angesprochen werden können, beispielsweise mittels Gerüchen von Pflanzen, durch Aromatherapie oder Achtsamkeit auf den Geschmack von Getränken und Speisen.
Der (vestibuläre) Gleichgewichtssinn dient der körperlichen Orientierung in Ruhe und Bewegung bezüglich der Schwerkraft. Ihn zu trainieren, stärkt das körperliche und psychische Gleichgewicht und lenkt die Achtsamkeit auf den Körper und die Bewegung.
Synästhetiker zeichnet aus, dass ihre Sinneserfahrungen teilweise verknüpft sind. Sie verbinden beispielsweise Gefühle spontan mit Farben und Formen oder Worte und Musik mit Körperempfindungen oder Bildern.

Der Fokus auf Sinneswahrnehmungen unterbricht Gedankenkreise, mentale Überaktivität und logorrhoische Tendenzen, also übermäßiges Sprechen. Er fördert die Gegenwärtigkeit, Körper- und Selbstwahrnehmung. Angenehme Sinnesreize verankern den Menschen im Körpergeschehen, sie stimulieren das Lernvermögen und die neuronale Vernetzung des Gehirns. Bewusste Sinneserfahrung ist damit eine wertvolle Grundlage ganzheitlicher Prozessbegleitung.

Beispiel *von Manuela Grieser* Ich gehe in keine Therapiesitzung ohne Papier und Farbstifte. So bin ich stets gerüstet für eventuelle Modelle, Bilder, Grafiken, die sich im Gespräch entwickeln. Auch habe ich für spezifische Übungen Brillen, Igelbälle, Tennisbälle oder andere Gegenstände dabei, um die sinnliche Ebene zu erreichen. Klientinnen und Klienten lassen sich damit meist gerne und gut abholen.

Beispiel In der Klinik und den Therapien habe ich gelernt, meine Sinne zu nutzen. Dies hat mich enorm bereichert. Ich betrachte die Formen von Gemüse, spüre ihre Texturen in meinen Händen und nehme ihre unterschiedlichen Düfte wahr, wenn ich koche. Ich sehe die Natur und ihre Schönheit. Ich höre bewusster Musik. Manchmal, wenn es mir gut geht, mache ich ein paar Tanzschritte dazu.

Idealerweise werden die Klientinnen und Klienten in ihrem jeweiligen »sinnlichen Heimatgebiet« abgeholt. Dazu kann eine Imagination (Das Haus der Sinne, **KB**) dienen. Auch geben Betroffene spontan Auskunft über ihre Vorlieben, haben sie die Wahl zwischen Malen und Zeichnen, dem Hören einer Geschichte oder Bewegung. Im weiteren Prozessverlauf stärkt es die körperliche Präsenz und Achtsamkeit, wenn zunehmend weniger entwickelte Sinne angeregt werden.

Die Sinneskanäle sind nicht nur Empfänger von Reizen. Durch sie erst wird kreativer Selbstausdruck möglich. Indem Menschen Wege finden, ihr Inneres auszudrücken, geben sie diesem Gestalt. Dadurch erkennen, integrieren und modulieren sie teil- und unterbewusste Gedächtnisinhalte. Mittels zahlreicher gestalterischer Interventionen können Begleitende einen solchen gesundheitsfördernden Selbstausdruck in den Genesungsprozess einbeziehen.

PRAXISANLEITUNGEN *Fördern der Sinneswahrnehmungen,* **KB** | *Malen, Bauen Gestalten,* **GB**

EINLADUNG ZUR SELBSTERFAHRUNG

Welche Sinne haben Sie stark ausgebildet? Über welche Sinne drücken Sie sich am liebsten aus? Spielen Sie ein Instrument, mögen Sie Geschichten und den verbalen Ausdruck? Fotografieren oder malen Sie, sehen Sie die Dinge bildlich vor Ihrem geistigen Auge und mögen Ästhetik? Ist Bewegung Ihr Heimatgebiet, empfinden Sie das Leben und dessen Auswirkungen stets deutlich am eigenen Leib? Oder genießen Sie Speisen und Düfte über alle Maßen? Welche Sinneserfahrungen haben Sie kultiviert? Gibt es welche, die Sie zukünftig für sich entdecken möchten?

Die körperliche Wirkung von Stress

Durch die Sinnesorgane werden somit Reize aufgenommen, die das Gehirn auf Gefahr hin bewertet und mit ähnlichen abspeichert, um lebenserhaltende Reaktionen einleiten zu können. Sinneszellen wandeln die Reize in elektrische Impulse um, die auf das menschliche Nervensystem wirken. Das Nervensystem wird in den sogenannten sympathischen, also den aktivierenden, und den parasympathischen, den beruhigenden Systemkreis unterteilt. Der Hauptnervenstrang des parasympathischen Nervensystems ist der Nervus Vagus. Er besteht aus dem dorsalen, hinteren und dem ventralen, vorderen Anteil, die für unterschiedliche Verhaltensstrategien zuständig sind. Das Nervensystem kennt drei Reaktionsmuster auf äußere Reize, die ähnlich den Sprossen einer Leiter angeordnet sind (auch autonome Leiter genannt; Porges 2007). Unser Körper reagiert demnach in einer festen Reihenfolge auf Stresssituationen.

Sind wir sicher, fühlen uns wohl und entspannt, reagiert der ventrale Teil des Vagus Nervs. Der ventrale Vagus ermöglicht, sich schnell auf die Umgebung einzustellen und mit anderen in Beziehung zu treten. Beurteilen wir aus akuter Bedrohung oder Erfahrung Einflüsse als Stressoren, nimmt der beruhigende Einfluss des Parasympathikus ab. Er wird vom Sympathikus verdrängt, der das Körpersystem zur Reaktion vorbereitet. Wir fühlen uns gefordert, gestresst, das Herz schlägt schneller, die Atmung wird kurz und flach. Steigert sich die Bedrohung, blockiert der dorsale Vagus sozusagen als letzter Ausweg den Energiefluss; es kommt zu Erstarrung bei maximaler innerer Erregung – wir sind handlungsunfähig. Dies geschieht in Situationen, die Ohnmacht, überwältigenden Stress und Angst auslösen, wie bei Krieg, Unfällen oder anderen traumatischen Erfahrungen. Häufig kommt es dabei zu Dissoziation, bei der körpereigene Opiate zwecks Selbstbetäubung und Selbstschutz ausgeschüttet werden, damit die Bedrohung nicht gefühlt wird. Es konnte gezeigt werden, dass Dissoziation zu einem Rückgang des Gedächtnisses führt (Bauer 2016).

Sogenannter Distress (engl. für Not) aktiviert im Großhirn und limbischen System, also dem neuronalen »Zentrum für emotionale Intelligenz«, Gene, die einem Schneeballsystem ähnlich Stresshormone und Alarmbotenstoffe wie Cortisol, Adrenalin und Noradrenalin ausschütten und das globale Körperklima chemisch in Alarmbereitschaft versetzen. Das urzeitlich gewachsene Stresssystem mobilisiert alle Energieressourcen mit dem Ziel, reflexartig durch Kampf oder Flucht das Überleben zu sichern. Da körperliche Energie in der heutigen Zivilisation selten zur Lösungsfindung dient, bleiben die freigesetzten Kräfte ungenutzt. Sie äußern sich folglich in Symptomen wie Herzrhythmusstörungen, Hochatmung, dauerhafter Erregung, Schlafstörungen und Gereiztheit. Steigt der

Distress weiter an, führt dies zu chronischen Muskelverkürzungen, Rücken- und Kopfschmerzen, körperlicher Immobilität, Kollaps und Ohnmacht. Die durch das Stresssystem aktivierten Gene hemmen auch körpereigene Abwehrkräfte gegen Viren und Tumorzellen, verlangsamen die Wundheilung und verringern die Immunabwehr. Folglich erschwert Distress körperliche Krankheitsverläufe und hat chronifiziert beträchtliche negative Auswirkungen auf die Gesundheit (Rosengren u. a. 1993; Bauer 2016).

Die körperliche Auswirkung von Stress verdeutlicht, dass dieser längerfristig der physischen *und* psychischen Gesundheit abträglich ist. Stetes Speichern und Abgleichen mit ähnlichen neuronalen Erregungsmustern schreibt Stressoren im Körpergedächtnis ein und reaktiviert diese bei ähnlichen Sinnesreizen. Durch Bewegung, Emotionen, Schlaf und Reflexion bauen sich viele Stressoren von selbst wieder ab. Dennoch gibt es bei jedem Menschen solche, die als sogenannte Mikrotraumata oder traumatisch verarbeitete Inhalte im Körpergedächtnis haften bleiben. Ist eine Person bei einer bestimmten Thematik immer alarmiert, obwohl äußere Umstände dies objektiv nicht verlangen, deutet dies auf einen latenten Stressor hin. Um sich vor erneuter Bedrohung zu schützen, können Menschen persönliche Themen oder ganze Bedürfnisbereiche abtrennen. So kann eine Trennung eine Person so stark erschüttert haben, dass diese aus Angst vor einer weiteren Verletzung eine Partnerschaft für sich künftig ausschließt. Auch das Vermeiden von Bewegung und Körperwahrnehmung kann dazu dienen, unverarbeitete Belastungen nicht wahrnehmen zu müssen. Vermeidungshaltung, eigens gesetzte enge Grenzen, gelegentliche bis ständige Alarmierung, Handlungsunfähigkeit oder destruktives Coping, also schädliche Bewältigungsstrategien, deuten auf traumatisch verarbeitete Stressbelastungen hin.

Es ist von großem Wert, wenn Betroffene – aber auch Angehörige und Begleitende – durch Selbstwahrnehmung Stressoren als solche identifizieren können. Lernen sie mittels gezielter Techniken Stress abzubauen, dient ihnen dies im Akutfall, aber auch zur Bearbeitung latenter alter Belastungen. Die Erkenntnisse über Stress legen außerdem nahe, die aktivierte körperliche Energie noch vor der Alarmierung in Bewegung umzuwandeln. So wird überschüssige Energie umgesetzt und der Mensch fähig, sich wieder zu entspannen. Insgesamt wird deutlich, dass alles, was die körperlichen Stresssysteme beruhigt, die Gesundheit psychisch und körperlich stärkt.

Beispiel Ich werde dann wie Pudding. Wenn ich meinen Kopf halte und an die Situation denke, die mich stresst, werde ich nach kurzer Zeit ganz weich. Das ist verrückt. Nachher kann ich gar nicht mehr verstehen, was mich so gestresst hat.

Vermögen Betroffene ihre Stressoren schrittweise zu desensibilisieren, erhöht dies ihr Selbstvertrauen und ihre intrinsische Motivation für den Genesungsprozess. Sie können zunehmend belastende Emotionen aushalten und werden resilienter gegen psychische Erkrankungen.

Resilienz bedeutet, dass Menschen Stress nicht hilflos gegenüberstehen, sondern diesen aushalten, ohne ihre Stresssysteme zu aktivieren. Vermögen sie Belastungssituationen proaktiv anzugehen, werden sie fähig, den Stress zu regulieren und sich anzupassen. Sie unterbrechen so Stressausschüttungen nach kurzer Zeit selbstgesteuert.

PRAXISANLEITUNGEN *Stressabbau,* **EB** | *Bivagale Übung; Bilaterale Bewegungen,* **KB**

EINLADUNG ZUR SELBSTERFAHRUNG

Nehmen Sie wahr, wo Ihre latenten Stressoren liegen. Welche Themen aktivieren Ihr Stresssystem? Testen Sie bei der nächsten Gelegenheit die Techniken des Stressabbaus (EB) auf deren Wirksamkeit. Halten Sie Ihre Erlebnisse auf persönliche Weise fest.

Körperliche Impulse – Somatische Bildung

Die bisherigen Inhalte zeigen, dass sich alles gelebte Leben in körperlichen Strukturen manifestiert. In umgekehrter Richtung wirken körperliche Impulse wie die Haltung und Bewegung nicht nur auf das physische, sondern auch auf das psychische Befinden. Allein die Körperhaltung vermag, Gefühle auszulösen und das Selbstbild zu prägen. Diesbezügliche Studien der Psychologin Maja Storch (u.a. 2016) belegen, dass der rein körperliche Selbstgebrauch Einfluss auf psychische Prozesse nimmt. Richten wir uns auf oder lassen unsere Haltung einsinken, verändert dies unsere Psyche. Halten wir uns rigide oder beweglich, lächeln oder nicken wir, formt dies unsere innere Einstellung.

Die Beobachtung des engen Zusammenspiels von Körper und Psyche hat lange vor den gegenwärtigen wissenschaftlichen Möglichkeiten zahlreiche Methoden der Körperarbeit hervorgebracht. So erzeugt eine asiatische Meditationstechnik mit »innerem Lächeln« biochemische Ausschüttungen, die sich positiv auf die Stimmung auswirken. Auch das achtsame »Slow Jogging« hellt die Stimmung durch eine heitere Mimik auf. Es konnte nachgewiesen werden, dass eine wöchentliche Yogastunde, über zehn Wochen angewandt, das Stresslevel bei Frauen mit posttraumatischer Belastungsstörung senkt. In einem systematischen Review wurde die Auswirkung von Tai-Chi auf Depression untersucht und in allen 37 integrierten Studien eine Verbesserung der Symptomatik oder Steigerung der Lebensqualität aufgezeigt (Zhang u.a. 2018; Gallo, Vincenzi

2007; Wang u.a. 2014). Weiter wurde belegt, dass kleine Atemübungen und ruhige, einfache Bewegungen über die Körpermitte (bivagale Übungen genannt) positiv auf das Nervensystem wirken, den ventralen, vorderen Ast des Nervus Vagus (Parasympathikus) beeinflussen und das Stresserleben minimieren (Rosenberg 2018; Porges 2018).
Auch die Feldenkrais®-Methode vermag durch achtsame Exploration unterschiedlichster Bewegungsthemen chronischen Schmerz zu lindern, Stress abzubauen, das Selbstvertrauen und die Selbstwirksamkeit zu stärken, Bewegungsmuster umzugestalten und Alltagshandlungen zu erleichtern (Öhman u.a. 2011; Connors u.a. 2011). Ihr lern- und entwicklungsorientierter Ansatz unterstützt die Beheimatung des Selbst im Körper und das Lernen für das Leben auf somatischer Ebene (Fogel 2019).
Die positive Wirkung von Körperarbeit auf die Psyche wird auch durch diverse therapeutische Ansätze genutzt. Praxiserfahrung und Studien zeigen, dass bestimmte Arten bilateraler Bewegung und Berührung psychische Genesungsprozesse direkt unterstützen können (Paulsen 2014; Besser-Siegmund, Siegmund 2001; Servan-Schreiber 2006; Keding-Pütz 2013; Gallo, Vincenzi 2007). Gezielte Bewegung und (Selbst-)Berührung werden kombiniert mit dem Fokus auf die Belastung. Dieses Vorgehen nimmt über körperliche Interventionen positiven Einfluss auf das limbische System, das »emotionale Gehirn«, und vernetzt die Hirnhälften. Auch wirken die Bewegungen auf Körperzonen ein, die stark auf psychische Belastungen reagieren. Die im Download beschriebenen Interventionen des Stressabbaus (**EB**) ermöglichen es, Stressoren nachhaltig zu desensibilisieren und positive Inhalte zu verstärken. Sie sind zur Anleitung von Dritten ausgelegt, »nicht-invasiv« aufgebaut, können also bei der Anwendung selbst gesteuert und später zur Selbstanwendung genutzt werden.

→ **Beispiel** Die Narkose hat nicht wirklich funktioniert. Die Operation musste dennoch durchgeführt werden. Eine Nahtoderfahrung später sollte ich Psychopharmaka bekommen, da ich nicht mehr genau wusste, wer ich war, nachts schreiend erwachte und mich ein herausforderndes Leben zu Hause erwartete. Mein Glück war, dass ich mal einen Kurs in Stressabbau besucht hatte. Ich habe vier Tage Zeit ausgehandelt, um die Techniken auf ihre Wirkung im Notfall zu prüfen – sie haben gewirkt. Ich konnte ohne Medikation nach Hause gehen. Und auch die Herausforderungen daheim konnte ich mit regelmäßigem Stressabbau besser bewaltigen. <

Letztlich ist erwiesen, dass Ausdauersport wie Jogging, Radfahren, Walking und Wandern, aber auch kreativer Tanz oder Martial Arts ihre positive Wirkung nicht nur körperlich, sondern auch psychisch entfalten (Thorén u. a. 1990). So verbessert bereits dreimal wöchentliches Joggen über zwanzig Minuten nach vier Monaten signifikant die Veränderungsflexibilität, Aufmerksamkeitsspanne, Anpassungs- und Problemlösefähigkeit (Hoffman u. a. 2008). Ebenfalls wird auf diese Weise die psychische Resilienz gestärkt, Stress abgebaut sowie Angststörungen und Depressionen langfristig entgegengewirkt (Servan-Schreiber 2006). Vergleichbar positive Ergebnisse zeigen drei wöchentliche Laufbandtrainings in selbst gewählter Intensität und Länge. Bereits nach einem Monat Training erhöhte sich die Lebensqualität und psychische Gesundheit der Teilnehmenden (Callaghan u. a. 2011). Der Vergleich zwischen einer Gruppe, die Aerobic, und einer, die Stretching während dreißig Minuten über zehn Tage durchführte, zeigte, dass Teilnehmende beider Gruppen weniger Depressionssymptome aufwiesen (Legrand, Neff 2016). Weitere Untersuchungen ergaben, dass regelmäßige neunzigminütige Krafttrainings nach fünf Monaten eine Verbesserung der Lebensqualität erzeugen (Oeland u. a. 2010).

Beispiel Joggen ist zu meiner Therapie geworden, seit meine Ärztin mich von der positiven Wirkung überzeugt hat. Ich habe es langsam aufgebaut. Zuerst einen halben Kilometer, schleppend, morgens um sechs, im Dunkeln, damit mich niemand sieht. Das war hart. Aber irgendwann ging es besser und dann wie von selbst. Es gab Zeiten, da konnte ich über Berge rennen. Und dann gab es Zeiten, in denen ich wieder bei null anfing, da es mir sehr schlecht ging. Ich laufe dann so, wie es eben geht. Mein Körper und meine Psyche haben sich an die gute Laune gewöhnt, die während und nach dem Joggen eintritt. Ich möchte diese nicht mehr missen.

Pulssteigernde Bewegung wirkt insgesamt ausgleichend und kräftigend auf die gesamte Physiologie, auf geistige und psychische Funktionen. Sie stärkt den Herzkreislauf, reguliert die Körperspannung, Atmung und Hautfunktionen. Ungeachtet der persönlichen Kondition (!) stimuliert sie die Ausschüttung von Endorphinen, die als körpereigenes Opiat Wohlbefinden und Zufriedenheit vermitteln.

Beispiel Als ich mit 13 Jahren magersüchtig, mit knapp dreißig Kilo in die Kinderklinik eingeliefert wurde, verbat man mir jede überflüssige Bewegung. Ich sollte, wenn möglich, den ganzen Tag auf dem Bett sitzen oder liegen – Hauptsache, ich bewegte mich nicht. Nur kannten sie meinen Ideenreichtum nicht: Ich war in einem Einzelzimmer platziert, eines mit eigener Dusche. Nun tat ich halt so, als duschte ich so lange, weil mir kalt war – dabei stand ich neben der Dusche und joggte auf der Stelle, um Kalorien loszuwerden. Noch heute (über dreißig Jahre später) ist es für mich schwer, mich nicht regelmäßig bewegen zu können, einen zügigen Spaziergang, eine Runde auf dem Stepper. <

Die Wirkung des Körpergeschehens auf die Psyche zeigt, dass die körperliche Realität in Genesungsprozesse einbezogen werden muss. Neu gewonnene Haltungen, Selbstbilder und Entscheidungen müssen sich verkörpern, damit sie real erfahrbar werden (Tschacher 2016). Dies kann durch wiederholtes Lenken auf die Körperwahrnehmung und das Ausarbeiten einer stärkenden Körperpräsenz geschehen. Anhand von Unterschieden in der Empfindung nehmen Betroffene alte und neue Muster wahr und werden fähig, ihr Verhalten zu steuern. Insgesamt dienen der Genesung alle körperlichen Impulse, die selbstfürsorglich und achtsam durchgeführt werden.

Über Körperhaltung und Bewegungsschulung können wir die psychische Gesundheit verbessern – die Körperhaltung, Bewegungsqualität und positive Beheimatung im eigenen Körper müssen in Genesungsprozesse einbezogen werden, damit Genesung real erlebt werden kann. Die zahlreichen Möglichkeiten von Körperarbeit, Sport und kreativer Bewegung wirken nicht nur förderlich auf die körperliche Gesundheit, sie sind auch essenziell, um psychisch zu genesen.

PRAXISANLEITUNGEN *Assessment der Bewegungsmöglichkeiten; Atemarbeit,* **KB**

EINLADUNG ZUR SELBSTERFAHRUNG
Führen Sie die Körperwahrnehmung (Bodyscan, **KB**) und Atemarbeit (**KB**) durch. Fragen Sie danach im Geiste Ihren Körper, was er von Ihnen braucht, um gut funktionieren zu können. Hören Sie zu. Die Antwort nehmen Sie durch innere Bilder, Gedanken, Empfindungen, eben auf die Weise wahr, die Sie am besten verstehen. Oder Sie überlegen rational, welche Ihrer physischen Möglichkeiten brachliegen. Ist es Achtsamkeit, Entspannung, strukturierte Pulssteigerung oder kreative Bewegung? Mehr zur Einführung positiver Gewohnheiten finden Sie auf S. 84. Halten Sie Ihre Erkenntnisse im Journal fest.

Körperebene – Schlussfolgerungen für die integrative Begleitung

Der Körper formt sich – einschließlich dem Gehirn und aller Sinnesorgane – nicht nur durch empfangene Impulse und dadurch ausgelöste Reaktionen, sondern auch entsprechend seiner aktiven Nutzung. Die Art und Weise, wie Menschen ihren Körper bewegen, bilden, beachten, stimulieren und nähren, formt ihre physische Realität. Umgekehrt erzeugt der Körper als biologischer Organismus Emotionen, Gefühle und höhere Denkprozesse und führt damit das gesamthaft psychische Befinden herbei.

Begleitende können ihren Klientinnen und Klienten durch Erfahrung und Psychoedukation vermitteln, dass sie kraft ihres Körpers fähig sind, großen Einfluss auf ihr psychisches Befinden zu nehmen. Körperwahrnehmung gestattet zu erkennen, wie sich Emotionen, Gedanken und Beziehungen auf das eigene Erleben auswirken. Bewusste Sinneserfahrung verankert Menschen achtsam in der Realität und ermöglicht Selbstausdruck. Körperarbeit, Stressabbau, Sport und Bewegung reorganisieren physische und psychische Muster, erzeugen Wohlgefühl und desensibilisieren Stressoren. Zur integrativen Begleitung von Genesungsprozessen stehen folglich zahlreiche körperliche Interventionsmöglichkeiten zur Verfügung.

Der Emotionalbereich

Emotionen und Gefühle sind Reaktionen auf innere und äußere Impulse. Sie informieren darüber, was erstrebenswert, zu vermeiden oder gefahrvoll ist, und geben handlungsleitende Impulse. Wurden Emotionen und Gefühle früher umgangssprachlich und in den Wissenschaften gleichgesetzt, werden sie heute in der Neurologie und Psychologie unterschieden. Diesen Unterschied hier zu beleuchten, macht Sinn, da sich Emotionen und Gefühle durch verschiedene Qualitäten auszeichnen und dementsprechend anders in die Prozessbegleitung integriert werden. Auch für die allgemeine Lebensgestaltung und Selbstwirksamkeit ist die Unterscheidung zwischen Emotionen und Gefühlen hilfreich, da so ihre Wirkfaktoren und der eigene Handlungsspielraum deutlich werden.

Das Wesen der Emotionen

Emotionen sind spontane physische Impulse zur Annäherung oder Vermeidung in Bezug auf das Leben (Damasio 2016). Sie werden ausgelöst durch Bedürfnisse und äußere Sachverhalte und ermöglichen dem Selbst, die Homöostase – also das körperliche Gleichgewicht – und die Integrität aufrechtzuerhalten.
Körperlich sind sie als komplexe Verbindungen chemischer und elektrischer Impulse zu verstehen, deren Zweck darin besteht, den Organismus am Leben zu erhalten. Emotionen bringen den Menschen in Bewegung hin zu Energie (Nahrung), Schutz, sozialer Nähe und Fortpflanzung und stellen die körperliche Energie für Verteidigung oder Flucht bereit. Damit dienen sie dem Überleben der Spezies. Ihre Funktionsweise basiert auf angeborenen Hirnstrukturen, die sich während der Evolution bei allen Säugetieren entwickelt haben. Emotionen korrespondieren mit Erfahrungswissen, den angelegten Repräsentationen oder somatischen Markern (siehe S. 30), und ermöglichen dementsprechend die instinktive Einschätzung einer Situation (Bauer 2016). Dadurch befähigen sie

den Menschen, Herausforderungen in der Person-Umwelt-Beziehung schnell und flexibel zu lösen (Frijda 1986). Mit unseren Emotionen unterscheiden wir zwischen »gut und böse« und bewerten so jegliche Situation. Bedürfnisse, Wünsche und Ziele werden abgewogen, es erfolgt eine Handlung.

Beispiel *von Manuela Grieser* Klientinnen und Klienten erkläre ich das Funktionieren von Emotionen folgendermaßen: Emotionen stammen aus der Zeit, als sich Säugetiere – einschließlich dem Menschen – entwickelt haben. Der Mensch trifft auf Gefahr und schätzt die Situation instinktiv als bedrohlich ein. Innert Sekundenbruchteilen wägt er sein Bedürfnis nach Sicherheit und Überleben gegenüber dem Wunsch, sich der Bedrohung im Kampf zu stellen und als Held hervorzugehen, ab. Aus dieser Bewertung schlussfolgert er eine Handlung. Die Erfahrung prägt sich ihm selbst, und durch seine Erzählungen auch seinem Stamm, als Erfahrungswissen ein. Trifft er das nächste Mal auf die gleiche Gefahr, läuft die Entscheidungsfindung schneller ab.

Abbildung 3 **Emotionen**

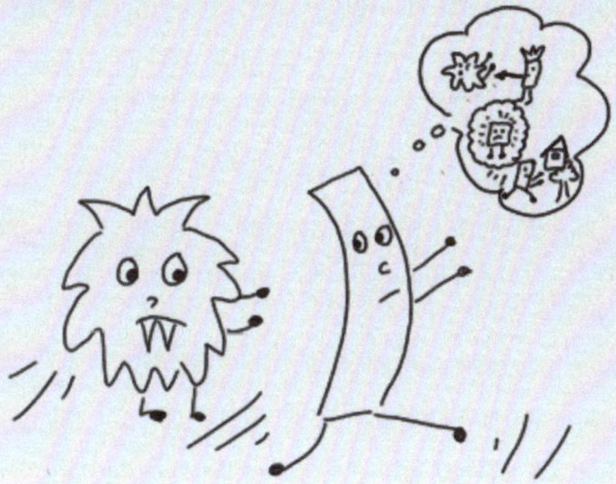

Emotionen haben neben der Bewertung von Gefahr und Sicherheit den grundlegenden Auftrag, Energie zur Bedürfnisbefriedigung bereitzustellen. So stimuliert Hunger zur Nahrungssuche, Kälte zum Aufsuchen von Schutz, das Bedürfnis nach Bindung zum Aufsuchen sozialer Nähe, Lust führt zu Sex, Ekel bewirkt Distanz, Bedrohung erzeugt Flucht oder Aggression und Stimulation weckt Interesse und Exploration. Damit wirken Emotionen unmittelbar auf physiologische Prozesse wie die Herzfrequenz, Schweißbildung und Verengung bzw. Erweiterung der Gefäße ein. Beobachtbar, mess- und spürbar sind auch Verhaltensänderungen in der Mimik, Gestik und Stimmlage. Aus evolutionärer Sicht dienen Emotionen der Überlebenssicherung bzw. dazu, eine ressourcenzehrende Handlung wie Flucht oder Kampf einzuleiten. Zudem animieren sie zur Erholung, Entwicklung und dem Zeugen von Nachwuchs. Gesamthaft stehen Emotionen in den Diensten der Lebenserhaltung und Bedürfnisbefriedigung und drücken aus, in welchem Maße diese beiden erfüllt werden. Bedürfnisbefriedigung wird von Emotionen wie Freude, Stolz oder Wohlgefühl begleitet, nicht gelingende Bedürfnisbefriedigung von Emotionen wie Angst, Trauer, Ärger oder Unwohlsein. Durch Körper- und Selbstwahrnehmung erkennen Menschen die Beweggründe ihrer emotionalen Impulse und werden fähig, ihre Emotionen gesundheitsfördernd zu regulieren. Es dient der Genesung, wenn sie lernen, ihre Emotionen – auch negative – urteilsfrei wahrzunehmen, um ihren Zweck zu erkennen und sie konstruktiv zur Lebensgestaltung nutzen zu können.

Beispiel Ich konnte nicht weinen. Ich hatte keine Emotionen. Meinte ich zumindest. Vielmehr waren sie gedeckelt, wie bei einem Dampfkochtopf, der ab und an mal pfiff. Dann geschah es auch, dass ich eine Schranktüre zu Kleinholz zertrat oder einen Stuhl oder eine Schüssel durch die Wohnung warf. Ich brauchte lange, um mich durch die dicke Schicht meiner Emotionsunterdrückung zu arbeiten und meine Emotionen positiv zum Leben nutzen zu lernen.

Für die ganzheitliche Prozessbegleitung ist es nützlich, emotionale Impulse fern von Bewertung wahrnehmen zu lernen. Erst wenn das Bedürfnis hinter einer Emotion erkannt wird, kann diesem vernunftgeleitet begegnet werden.

PRAXISANLEITUNGEN *Selbstwahrnehmung; Evaluation der Emotionen,* **EB**

EINLADUNG ZUR SELBSTERFAHRUNG

Nehmen Sie in unterschiedlichen Situationen Ihre emotionalen Impulse möglichst urteilsfrei wahr. Wenden Sie die Techniken »Selbstwahrnehmung« und »Evaluation der Emotionen« (beide **EB**) im Download an. Halten Sie Ihre Erkenntnisse in Ihrem Journal fest.

Emotionstheorien und Emotionen im Überblick

Verschiedene Emotionstheorien unterscheiden zwischen primären und sekundären Emotionen. Primäre Emotionen (auch Basisemotionen genannt) wie Freude, Angst, Verachtung, Überraschung, Ärger, Trauer und Ekel sind bereits nach wenigen Tagen oder Wochen bei Säuglingen zu beobachten. Als sekundär gelten komplexere Emotionen wie Empathie, Stolz, Scham und Schuld, die auf ein tieferes Selbstverständnis hinweisen und sich erst beim Kleinkind in

Wechselwirkung mit seinen Bezugspersonen und deren Normen und Werten entwickeln (Bauer 2006). Antonio Damasio (2013) ergänzt die primären und sekundären Emotionen um eine dritte Kategorie, die sogenannten Hintergrundemotionen von Unbehagen oder Wohlgefühl. Diese entstehen durch Neurozeption, also durch stete unterbewusste Wahrnehmung, und geben Auskunft über latente Stressoren, über Sicherheit und Handlungsfähigkeit. Wenn wir alle Emotionen betrachten, finden wir ein ausgewogenes Verhältnis zwischen positiven und negativen Emotionen, obwohl negative Emotionen oft stärker in unser Bewusstsein dringen, da sie den Auftrag haben, unser Überleben zu sichern.

Belastende Emotionen und ihre Ursachen (Schön 2007)

Angst entsteht, wenn sich Menschen in bedrohlichen, ungewissen Situationen befinden. Angst kann diffus, also unspezifisch, oder eine spezifische, auf ein Objekt oder eine Situation bezogene Furcht sein.
Trauer, Traurigkeit entsteht bei Verlust (z.B. nahestehender Personen) oder bei Enttäuschungen.
Scham entsteht, wenn soziale Erwartungen nicht erfüllt werden, oder bei Bloßstellung und Verletzung der Intimsphäre.
Ärger entsteht, wenn sich ein Mensch verletzt, provoziert, ungerecht oder respektlos behandelt fühlt.
Unlust entsteht durch Unterstimulation, Langeweile und fehlende intrinsische Motivation.
Unsicherheit entsteht, wenn das Kommende unvorhersehbar ist, und bei mangelndem Selbstvertrauen, auf neue Situationen spontan und adäquat reagieren zu können.
Misstrauen entsteht in unsicheren Situationen oder gegenüber Personen, die verunsichern. Es verhindert den Beziehungsaufbau.
Hilflosigkeit entsteht, wenn jemand seiner Handlungsfreiräume beraubt ist oder sich ausgeliefert fühlt. Hilflosigkeit ist sehr schwer auszuhalten und wird oft durch sekundäre Gefühle wie Scham ersetzt.

Bei psychischer Erkrankung nehmen negative Emotionen oft überhand. Jeder Mensch verfügt jedoch auch über die Fähigkeit, positive Emotionen wahrzunehmen. Diese ermöglichen in Stresssituationen, Lösungen zu sehen und negativen Erfahrungen Positives abzugewinnen. Sie verbessern die Selbststeuerung, indem sie eine große Auswahl von Gedanken, Empfindungen und Handlungsmöglichkeiten eröffnen. Auch nehmen durch sie Ressourcen in Belastungssituationen zu, was eine Aufwärtsspirale hin zu psychischem Wohlbefinden nach sich zieht. Diese Aufwärtsspirale wird genährt, je differenzierter die positiven Gefühle wahrgenommen und ausgedrückt werden (Fredrickson, Joiner 2002).

Positive Emotionen und ihre Ursachen (Fredrickson 2001)

Liebe entsteht, wenn Menschen sich in einer sicheren Umgebung befinden und Verbindungen mit Menschen, Tieren und der Natur eingehen.
Ehrfurcht entsteht, wenn Menschen die Exzellenz und Größe von Mitmenschen, menschlichen Errungenschaften, von Welt und Kosmos wahrnehmen.
Vergnügen entsteht durch geteilten Humor, gemeinsames Lachen und durch intrinsisch motivierte Handlungen.
Inspiration entsteht durch die Offenheit, sich von inneren und äußeren Einflüssen positiv berühren zu lassen, und durch das Selbstvertrauen, die Eindrücke auf persönliche Weise in Handlung umzusetzen.
Hoffnung entsteht unter schwierigen Umständen, indem durch seelische Stärke die innere Ausrichtung auf Besserung aufrechterhalten wird.
Interesse entsteht in sicherer, stimulierender Umgebung, in der Neues erforscht werden kann.
Heiterkeit, Gelassenheit entstehen in sicherer, stressfreier Umgebung und in anstrengungslosem Zustand.
Dankbarkeit entsteht, wenn Menschen unerwartet Erfreuliches geschenkt bekommen, sich Befürchtungen nicht bewahrheiten oder wenn sie ihre Aufmerksamkeit auf die grundsätzlichen Geschenke des Lebens richten.
Freude entsteht in sicherer vertrauter Umgebung, meist in spielerischen Momenten, bei Entwicklungsfortschritt und in positiv erlebter sozialer Gemeinschaft.

Emotionen sind instinktive, körperbasierte Prozesse. Es dient im selben Maße, negative Emotionen urteilsfrei zu erkennen, sinnvoll zu integrieren und durch Stressabbau abzuschwächen, wie es dient, positiven Emotionen Raum zu geben und sie durch Wahrnehmung und Selbstausdruck zu nähren.

PRAXISANLEITUNGEN *Focusing; Visualisieren,* **EB** | *Miniurlaub,* **KB**

EINLADUNG ZUR SELBSTERFAHRUNG

Können Sie negative Emotionen zensurfrei wahrnehmen? Wie integrieren Sie Ihre negativen Emotionen? Was tun Sie, um positive Emotionen zu erleben? Über welche diesbezüglichen Ressourcen verfügen Sie? Erkunden Sie dies mithilfe der aufgeführten Praxisanwendungen. Gestalten und reflektieren Sie zum Thema in Ihrem Journal.

Emotionsregulation und -dysregulation

Unterdrückte oder vermiedene negative Emotionen sind häufig die Grundlage psychischer Krankheitsphänomene (Auszra u.a. 2017). Zahlreiche wissenschaftliche Studien belegen, dass Emotionsdysregulation, also der selbst- oder fremdschädigende Umgang mit Emotionen, einen verbindenden Faktor zahlreicher psychischer Symptome darstellt (Lindemann 2014). Beispielsweise sind Depressionen, Ess- und Angststörungen sowie ein Großteil weiterer Erkrankungen eng mit Emotionsdysregulation verbunden (Kullik, Petermann 2012; Gross 2014).

Beispiel In der Tat habe ich mich manchmal wie ein Roboter gefühlt, wenn ich (Bulimikerin) mich mit Plastiktüten auf dem Weg zum Supermarkt machte. Manchmal gab ich bis zu hundert Mark für Lebensmittel aus, mehr war's, wenn auch noch Alkohol dazukam. Das Sich-voll-Essen und Sich-Betrinken als automatisierte Reaktionen auf das Leben.

Wie in der Einführung erwähnt, haben wir kulturbedingt meist nicht gelernt, konstruktive Strategien im Umgang mit negativen Emotionen zu entwickeln. Vielfach sind individuelle, aber auch kollektive Verdrängungsstrategien zu beobachten. Beispielsweise werden Personen und Situationen übermäßig kontrolliert, um Emotionen wie Angst oder Unsicherheit zu überdecken. Menschen ziehen sich zurück und lassen keine positiven Erlebnisse mehr zu, um Enttäuschungen und Verletzungen vorzubeugen. Die Schuld oder Verantwortung für eigene negative Gefühle wird unreflektiert anderen (auch anderen Gruppen) zugeschrieben. Negative Emotionen werden auf den eigenen Körper projiziert, indem unablässig nach Krankheitssymptomen oder ästhetischen Fehlern gesucht wird. Oder sie werden ausradiert, indem Personen ausgeschlossen, Ereignisse verdrängt und totgeschwiegen werden. Menschen prahlen, konsumieren im Übermaß oder verletzen sich selbst, um negative Emotionen nicht spüren zu müssen. All diese Strategien sind kurzfristig effektiv, langfristig aber kontraproduktiv und schädigend.

Beispiel Emma ist ein siebenjähriges, noch etwas unsicheres Mädchen. In der Schule macht sie eine unangenehme Erfahrung: Ihr Referat genügt den Anforderungen ihres Lehrers nicht; auch zu Hause sind die Eltern unzufrieden. Emma erlebt die Emotion Scham. Sie verinnerlicht die Annahme »Ich genüge nicht und bin minderwertig« in ihrem Selbstkonzept. Erfährt

Emma zusätzlichen Druck von ihrem Umfeld und verdrängt die unangenehme Emotion der Scham über Misserfolge, können weitere belastende Emotionen auftreten. Es ist denkbar, dass Emma eine Lernblockade entwickelt, sich von ihren Mitschülern ausgeschlossen fühlt, sich zurückzieht und nicht mehr zur Schule gehen will. <

Zahlreiche therapeutische Interventionen setzen daher auch im Bereich konstruktiver Emotionsregulation an. Die Wahrnehmung und Akzeptanz negativer Emotionen ermöglicht es, konstruktiv mit diesen umzugehen, und setzt Veränderungen in Gang. Gleichzeitig können positive Gefühle erzeugt und damit Ressourcen gestärkt werden. Menschen, die ihre Emotionen bemerken und integrieren, entwickeln ein starkes Selbstmitgefühl: Sie lernen, bei negativen Emotionen selbstfürsorglich zu handeln.

Fachpersonen und informell Begleitende können Betroffene durch Selbstwahrnehmung, Spiegeln, Reflexion und Stressabbau unterstützen, ihre Emotionen in ihren Alltag zu integrieren. Auf diese Weise entwickeln Betroffene Achtsamkeit gegenüber ihren Emotionen, sie können diese wahrnehmen, benennen und deren Bewertung reflektieren.

PRAXISANLEITUNGEN *Selbstwahrnehmung; Spiegeln; Stressabbau,* **EB**

EINLADUNG ZUR SELBSTERFAHRUNG

Nehmen Sie wahr, in welchem Lebensbereich Sie negative Emotionen empfinden. Versuchen Sie, bei negativen Emotionen liebevoll und selbstfürsorglich mit sich selbst umzugehen. Stellen Sie sich vor, Sie sind Ihre beste Freundin, Ihr bester Freund und nehmen sich selbst uneingeschränkt mit der negativen Emotion an. Wozu dient die negative Emotion? Was ist ihr Zweck? Führen Sie die Intervention »Focusing« (**EB**) durch, um mehr über Ihre Emotion zu erfahren, und nutzen Sie bei Bedarf die Übung »Emotionaler Stressabbau – ESR« (**EB**).

Das Wesen der Gefühle

Gefühle entstehen, wenn emotionale Erfahrung und geistige Tätigkeit aufeinandertreffen. Der kurzfristige Impuls der Emotion erzeugt angenehme oder unangenehme Empfindungen und drängt zur Handlung. Die Impulse werden bewusst oder unbewusst mental bewertet und als gefühlte Vorstellungen oder Repräsentationen gegenüber der Welt und dem Selbst eingeordnet. Die Gefühlsebene ist damit im teil- bis unterbewussten Bereich, zwischen den körperlich gesteuerten Prozessen und dem Denken angesiedelt (Damasio 2013). Gefühle

können nur von der empfindenden Person selbst definiert werden, indem diese beschreibt, was sie empfindet.
Während Emotionen messbare physiologische Impulse sind, die z.B. die Herzfrequenz, Durchblutung und Hirnaktivität beeinflussen, lässt sich daraus objektiv *nicht* auf ein bestimmtes Gefühl schließen. So werden die Hirnareale der Amygdala, die Ereignisse hinsichtlich Gefahr bewerten, bei Angst, Ärger und Depression gleichsam aktiv, auch erzeugen freudige Erregung und Angst dieselben physiologischen Prozesse gesteigerter Herzfrequenz. Gefühle können daher nicht durch objektive Kennwerte gemessen werden, vielmehr zeichnen sie sich durch subjektives Erleben aus (Jäncke 2021). Richten wir unsere Aufmerksamkeit auf diese subjektive Erfahrungskomponente, können wir sie sprachlich ausdrücken.

Beispiel *von Manuela Grieser* Wie Gefühle entstehen, erkläre ich meinen Klientinnen und Klienten folgendermaßen: Nach überstandener Bedrohung kommt der Steinzeitmensch heil zu seinem Stamm zurück und berichtet dort von seinem Erlebnis. Abhängig von seinen bisherigen Erfahrungen und der (zu erwartenden) Reaktion seines Stamms, bewertet und erzählt er das Ereignis unterschiedlich. Er fügt Gefühle bei, die mehr mit seinem Selbstbild als mit der realen Situation zu tun haben. Vielleicht erzählt er, er habe keinerlei Angst gehabt und hätte wie ein Held furchtlos gekämpft oder er sei nur durch einen unglaublichen Sprint davongekommen. Vielleicht fragt er sich, warum *er* ständig in Gefahr gerät, und erzählt, er habe vor Angst gezittert und sich nicht mehr bewegen können. Oder er fühlt sich vom Schicksal begünstigt und dankt den Lebensgöttern seines Stammes für seine Rettung.

Abbildung 4 **Gefühle**

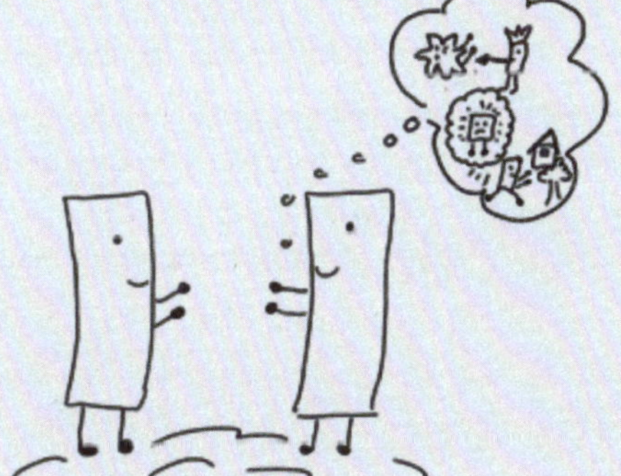

Da Gefühle aus emotionalen Impulsen und geistiger Anteilnahme entstehen, ist es bei der Gefühlsbildung maßgeblich, wie ein emotionaler Impuls bewertet wird. Während Emotionen instinktgeleitet schlicht geschehen, werden Gefühle stark durch Denken beeinflusst. Gefühle zeugen von Normen, Werten und der kulturellen Identität des Menschen. Werden emotionale Impulse wie Ärger, Ekel oder Furcht negativ bewertet, zensiert oder abgespalten, so entstehen unweigerlich negative Gefühle gegenüber dem Selbst. Der Mensch beschneidet seine Integrität, oft mit weitreichenden Folgen der Bewegungs- und Handlungseinschränkung. Die ursprüngliche, wegweisende Emotion geht für die Lebensgestaltung verloren, an ihre Stelle treten überdauernde negative Gefühle wie Unzulänglichkeit, Handlungsunfähigkeit oder Wertlosigkeit. Diese manifestieren sich im Selbstkonzept, Körpergefühl und der nonverbalen Kommunikation und prägen so die sozialen Interaktionen.

Beispiel Wie froh ist froh? Wir tuckern auf einem See, meine Freundin liegt lang gestreckt auf einer Bank, ich sitze neben ihr im Schatten. Plötzlich sagt sie: »Wie fühlt es sich für dich eigentlich an, wenn es so ist, wie jetzt, wenn du mit Freunden zusammen bist und du es gut hast?« Für mich ist das eine ganz, ganz heikle Frage, denn es gibt Momente, in denen ich heiter erscheine und gleichzeitig innerlich unendlich traurig bin. Das sind wirklich grenzwertige Situationen, weil das Gegenüber meine Leere und Trauer nicht sehen kann. Dann gibt es aber auch – seltene – echte Freude mit echter Ausgelassenheit. Sind diese jedoch mit Alkohol kombiniert, ist das für mich hochgefährlich. Das ist, wenn ich mitunter manisch zu werden glaube. Ich hatte diesen Zustand bislang einmal, will ihn nie wieder erleben müssen.

Werden negative Emotionen mit ihrem inhärenten, anhaftenden Wahrheitsgehalt akzeptiert und – verbunden mit Vernunft – als richtungsweisende Impulse genutzt, bleiben sie unangenehm, dienen aber der Lebensgestaltung. Daraus ergeben sich positive Gefühle wie Integrität und Selbstannahme, die sich ebenfalls körperlich und psychisch niederschlagen und förderlich auf die soziale Interaktion wirken. Gefühle sind folglich längerfristige subjektive Empfindungen in Bezug auf das Selbst und die Welt. Sie prägen das Körper-, Selbst- und Weltbild und äußern sich in der Körperspannung, Atmung, Beweglichkeit und Präsenz. Gefühle dienen der Feinabstimmung des eigenen Verhaltens und stehen in unmittelbarem Zusammenhang mit biografischen Lerninhalten, mit sozialen Beziehungen und Umgebungsimpulsen.

Belastende Gefühle können durch zahlreiche Methoden aus allen Interventionsbereichen beeinflusst werden. Zentral und wirkungsvoll ist es, über den Umgang mit Emotionen zu reflektieren, z.B. mittels Gestaltung, liebevoller Selbstzuwendung, Stressabbau und Körperarbeit.

PRAXISANLEITUNGEN *Atemarbeit,* **KB** | *Arbeit mit Bildkarten,* **GB** | *Evaluation der Emotionen,* **EB**

EINLADUNG ZUR SELBSTERFAHRUNG

Nehmen Sie Ihre Gefühle in Bezug zu sich selbst und Ihr Leben bewusster wahr. Wie wissen Sie, was Sie fühlen? Wie sind Körperempfindungen, innere Bilder und Gedanken mit Gefühlen verbunden? Welche Bereiche Ihres Lebens fühlen sich (Schwankungen eingerechnet) gut an und wo würde Entwicklung guttun? Gestalten Sie ein Bild, einen Text oder Ähnliches zu Ihrer Gefühlswelt in Ihrem Journal.

Gefühle im sozialen und kulturellen Kontext

Gefühle und soziale Beziehungen stehen in direkter Wechselwirkung. Wie später deutlich wird, strebt der Mensch psychisch und körperlich erfüllende Beziehungen an. Beziehungen aufrechtzuerhalten, wird biologisch höher gewichtet als die persönliche Integrität und Entwicklung (BAUER 2008). So gibt das soziale Umfeld Resonanz auf das Verhalten seiner Mitglieder und weist den heranwachsenden Menschen darauf hin, dass er anerkannt, integriert und im besten Fall geliebt wird. Dieser wiederum bildet seine Persönlichkeit, Emotionsregulation und Gefühlswelt innerhalb solcher äußeren Parameter aus. Wie bereits deutlich wurde, entwickeln sich unser Gehirn und unsere Persönlichkeit wechselwirkend mit Umgebungsimpulsen (HÜTHER 2010). Dieser Umstand, verbunden mit der Zentralität sozialer Beziehung, zeigt, dass Gefühle stets im sozialen Kontext zu betrachten sind. Gefühle sind der Ausdruck des persönlichen Befindens und Verhaltens innerhalb kollektiver Normen und Werte. Verallgemeinernd lässt sich der Gefühlszustand eines Menschen als Ausdruck seiner bestmöglichen persönlichen Entwicklung bei gleichzeitiger Einbindung in das soziale Netzwerk beschreiben.

Beispiel Ich fühlte mich als halber Mensch. Ein Leben lang hatte ich vermieden, mein Fühlen und Denken zu kultivieren. Es war besser so, denn im Umfeld, in dem ich aufwuchs, waren Fühlen und Denken brandgefährlich. Als dieses Verhalten zu einer gravierenden psychischen Erkrankung führte, musste ich zum Selbsterhalt beides lernen. Im Gegenzug zu meinen neuen Errungenschaften »Fühlen und Denken« verlor ich meine Herkunftsfamilie. Beides ging einfach nicht zusammen. Dafür fühlte ich mich – trotz der Verluste – zunehmend als ganzer Mensch. <

Belastende Gefühle wurden und werden bis heute oft negativ bewertet, als Schwäche ausgelegt oder mit einem schlechten Charakter in Verbindung gebracht. Andererseits werden positive Gefühle entweder ambivalent betrachtet oder überbewertet. Die Ambivalenz wird durch die Symbole des Kaminfegers, Schweins und vierblättrigen Kleeblatts deutlich, die Glück entweder mit Schmutz (Schwein, Kaminfeger) in Verbindung bringen oder suggerieren, dass Glück sehr selten zu finden ist (vierblättriges Kleeblatt). Überbewertet werden Glücksgefühle beispielsweise in den sozialen Medien. Meist werden sie dort als vordergründige, oft materielle Errungenschaft inszeniert, was wiederum ein verzerrtes Bild von einem erfüllten Gefühlsleben vermittelt und bei vielen Menschen Erwartungsdruck und ein Minderwertigkeitsgefühl auslöst.
Aus psychologischer und neurologischer Sicht sind Gefühle und die Fähigkeit zur positiven Emotionsregulation zentral bezüglich der körperlichen und psychischen Gesundheit (Bauer 2016, 2008; Damasio 2013). Entstanden im Spannungsfeld von Körper, Emotionen, Geist und sozialen Beziehungen sind Gefühle der untrügliche Ausdruck des Lebens. Diese Tatsache, verbunden mit dem hohen Prozentsatz psychisch erkrankter Menschen in den Industrieländern, deutet darauf hin, dass weder ein Mangel an Materiellem noch an Bildung oder politischer Freiheit zu psychischer Erkrankung führt. Vielmehr können wir vermuten, dass in der Gesellschaft suboptimal mit Gefühlsinhalten umgegangen wird.

Auf ihrem Genesungsweg kann es für Betroffene hilfreich sein, das persönliche Glücksverständnis zu bearbeiten und Hindernisse in Bezug auf Zufriedenheit zu erkennen.

PRAXISANLEITUNGEN *Selbstwahrnehmung,* **EB** | *Glaubenssätze,* **MB**

EINLADUNG ZUR SELBSTERFAHRUNG

Welche Inhalte im Emotionalbereich sprechen Sie persönlich an? Wie stehen diese in Resonanz mit Ihrem Leben? Führen Sie die Übung »Selbstwahrnehmung« (**EB**) durch oder lassen Sie sich durch Nicole Amrein auditiv anleiten (**DB**). Drücken Sie Ihre Gefühle anschließend als Bild (Zeichnung, Foto, Gestaltung mit Naturmaterialien etc.), in Worten (Satz, Geschichte) oder durch Bewegung aus. Wählen Sie eine Arbeitsweise, die Ihnen Spaß macht. Fühlen Sie sich emotional belastet, bauen Sie zuerst Stress ab (Übung »Kombinierte Techniken des Stressabbaus«, **EB**) und gestalten anschließend. Reflektieren Sie Ihre Erlebnisse und halten Sie diese im Journal fest.

Emotionalbereich – Schlussfolgerungen für die integrative Begleitung

Emotionen sind instinktive, handlungsleitende Impulse; deshalb ist es notwendig, gerade die unangenehmen als Hinweise im Genesungsprozess miteinzubeziehen. Löst eine vernünftige Entscheidung beispielsweise Angst aus, wird sie nur schwer umsetzbar sein. Angst drückt die inneren Anteile des Selbst aus, die dem Vernunftentscheid entgegenstehen. Folglich gilt es, diese wahrzunehmen, zu verstehen und zu integrieren. Oder taucht bei der Begleitung Widerstand in Form von Ärger auf, so erzählt auch dieser von inneren Anteilen, denen Vorgehen oder andere Umstände widerstreben. Finden Begleitende mit Betroffenen einen Weg, negative Emotionen wahrzunehmen, zu würdigen und in den Prozess zu integrieren, so stärkt dies die Fähigkeit zur positiven Emotionsregulation und die intrinsische Motivation. Betroffene nehmen sich mit ihren negativen Emotionen zunehmend als authentisch und glaubwürdig (integer), beziehungs- und handlungsfähig wahr.

Da sich Gefühle langfristig im Körper- und Selbstbild manifestieren, die seelische Grundstimmung prägen und stark auf die psychische und körperliche Gesundheit wirken, müssen auch sie in den Genesungsprozess integriert werden, damit dieser erlebbar wird. Körper- und Selbstwahrnehmung ermöglichen es, belastende Gefühle wahrzunehmen. Durch kreative Gestaltung, Stressabbau, Körperarbeit, Bewegung und Reflexion sowie das Nähren positiver Gefühle vermag sich das Körper- und Selbstempfinden nachhaltig zu wandeln. Menschen begegnen belastenden Gefühlsinhalten aufgrund gesellschaftlicher Normen und Werte sowie aus Mangel an Wissen oft mit Angst, Ablehnung oder Verleugnung. Beispielsweise ist die Befürchtung verbreitet, dass wenn belastende Gefühlsinhalte einmal ins Bewusstsein treten, sie dieses unwiederbringlich überfluten. Die Erfahrung zeigt jedoch, dass – mithilfe geeigneter Techniken – das Gegenteil der Fall ist: Werden belastende Gefühle wahrgenommen, verlieren sie oft bereits an zerstörerischer (subversiver) Kraft und können sich durch die bewusste Auseinandersetzung wandeln.

Folglich ist es für professionell und informell Begleitende unerlässlich, eine annehmende Haltung gegenüber belastenden Emotionen und Gefühlen zu entwickeln, außerdem klärende und desensibilisierende Techniken zu vermitteln. Die Annahme und Integration belastender Emotionen und Gefühle ist für die psychische Gesundheit unabdingbar, sie nährt die intrinsische Motivation und Selbstwirksamkeit, erleichtert den Prozessverlauf und das Lernen (Scheler 1999). Begleitende sind auch gefordert, ein entspanntes Verhältnis zu ihrem eigenen Gefühlsleben zu entwickeln. Indem sie selbst einen

Prozess mit ihren persönlichen Herausforderungen durchlaufen, gewinnen sie an Authentizität und vermitteln Betroffenen, dass sich emotionale Belastungen integrieren und auflösen lassen. Sie leben damit ein Selbstverständnis vor, das sich nicht über wandelbare Emotionen und Gefühle, sondern über den »seienden Kern« des Selbst definiert.

Geistige Fähigkeiten

Menschen verfügen über unterschiedliche geistige Fähigkeiten, die alle für die Genesung nutzbar sind. Da sind einerseits die höheren Denkprozesse, also das rationale, vernunftgeleitete Denken. Dieses umfasst bewusste Reaktions- und Handlungspläne, die individuell, komplex und flexibel anpassbar sind. Es lässt sich versprachlichen und als Verhalten umsetzen (Damasio 2013). Höhere Denkprozesse dienen Betroffenen in Genesungsprozessen unter anderem dazu, eigenes Verhalten hinsichtlich des Schadens und Nutzens zu bewerten, die Wirkung von inneren und äußeren Impulsen zu benennen, von anderen Lebenskonzepten zu lernen und durch Bewusstseinsklarheit Selbstwirksamkeit zu erlangen.

Über die rationalen Fähigkeiten hinaus, finden in der menschlichen Psyche andererseits teil- bis unterbewusste mentale Prozesse statt. Diese sind (teil-)automatisierte mentale Reaktionen auf das Leben, die über den Emotionalbereich bis hin zu körperlichen Prozessen wirken. Durch vertiefte Selbstwahrnehmung lassen sie sich entdecken, in Worte fassen und wandeln. Teilbewusste, belastende mentale Inhalte zu bearbeiten ist insbesondere bei Emotionsdysregulation von großer Bedeutung, wenn Personen Emotionen unterregulieren (wie bei aggressivem Verhalten) oder übermäßig kontrollieren, um andere beispielsweise nicht zu verärgern.

Eine weitere bemerkenswerte geistige Fähigkeit ist die Kreativität. Bei kreativen Prozessen werden bestehende Gedächtnisinhalte durch fluides, also nur begrenzt willentlich gesteuertes Denken neu verknüpft. Der Mensch lässt sich von äußeren oder inneren Eindrücken inspirieren und gibt ihnen Ausdruck. Kreativität entsteht durch Sinneserfahrung, die neu kombiniert und gestaltend umgesetzt wird. Sie ist für die individuelle und kollektive menschliche Entwicklung und Kultur unverzichtbar.

Die letzte geistige Fähigkeit ist die Transzendenz – die Fähigkeit, sich über die eigene körperliche Begrenztheit mit der allgegenwärtigen Lebenskraft zu verbinden. Diese Fähigkeit der Verbundenheit mit dem großen Ganzen stellt für viele Menschen, gerade in Krisenzeiten, eine Kraftquelle dar. Transzendenz wird gefördert durch Achtsamkeit, Dankbarkeit und die Verlangsamung der

Hirn- und Herzfrequenz, wie sie beispielsweise bei Atemarbeit entsteht. Sie ist ein körperlich-geistiger Zustand, der die Verbindung zur eigenen Seele ermöglicht, und an keine religiösen Schemata gebunden.

Unterschiedliche geistige Fähigkeiten

Höhere Denkprozesse umfassen die bewusste Wahrnehmung, Reflexion, Analyse, Planung, Einprägung, das Erinnern (Memorierung) und strategisches, methodisches sowie konzeptionelles Denken.
Teil- bis unterbewusste mentale Prozesse umfassen Glaubenssätze, die Rationalisierung von Empfindungen und Gefühlen sowie normative und wertende Gedanken.
Kreativität umfasst die Fähigkeit, in entspanntem Zustand fantasievoll und gestaltend zu denken, aus Bestehendem etwas Neues zu erschaffen und dabei dem Fluss des inneren Prozesses zu folgen.
Transzendenz ist die geistige Fähigkeit, sich mit der allem innewohnenden Lebenskraft zu verbinden und daraus Energie und Erkenntnis zu schöpfen. Sie ist durch die Sinneswahrnehmungen erlebbar, z.B. durch innere Bilder, Empfindungen oder Klang.

Einen Überblick über die geistigen Fähigkeiten bietet Vivian Dittmar (2015, 2018). Sie hat die unterschiedlichen Denkprozesse in verschiedenen Kulturen beforscht und drei Felder definiert:
Bewusstes, rationales Denken wird vornehmlich in der westlichen Welt geschult. Gefühlswelt und Körperempfindungen spielen dabei eine minimale Rolle.
Transrationales Denken überwiegt im Orient sowie asiatischem Raum und beschreibt ein Denken, das den Emotionalbereich und Körper einbezieht.
Präratlonales Denken war prähistorisch und ist in heutigen schamanischen Kulturen vertreten. Der Animismus, das Empfinden, dass alles Natürliche beseelt ist, Geisterglaube, Mythen und Märchen lassen die Welt als magisch, geheimnisvoll und verzaubert erscheinen (Wilber 1986, 1987, 1988a, 1988b; Harari 2015).
Die folgenden Abschnitte zeigen, wie höhere, teil- bis unterbewusste und kreative Denkprozesse für die ganzheitliche Genesungsbegleitung genutzt werden können. Auch wird deutlich, wie mentale Tätigkeit mit dem Emotional- und Körperbereich zusammenhängt.

Die höheren Denkprozesse als Steuerorgan

Dass höhere Denkprozesse weitere anstoßen und Entwicklungsräume eröffnen können, zeigt beispielhaft dieses Buch. Es stellt auf rationaler Ebene die Notwendigkeit, Hintergründe, Vorteile und konkreten Vorgehensweisen im Hinblick auf die ganzheitliche Prozessbegleitung dar. Die vernunftgeleitete Darstellung der Inhalte ermöglicht, integrative Begleitung als Konzept zu verstehen, dieses gegenüber Dritten zu begründen und anzuwenden. Bei der Umsetzung der integrativen Begleitung dienen die höheren Denkprozesse Fachpersonen und informell Pflegenden als übergeordnetes Steuerorgan. Aus der Reflexion des Prozessverlaufs und dem bewussten Wahrnehmen des Verhaltens der Betroffenen und der Beziehungsebene lassen sich Schlussfolgerungen über die nächsten sinnvollen Schritte ziehen. Mithilfe des Fachwissens und einer Analyse können Lösungen gefunden werden, Planung und Methodik helfen dabei, logisch und sachlich vorzugehen.

Indem Betroffene Belastungen hinterfragen und über diese sowie über ihr Beziehungserleben vertieft nachdenken, können sie Beeinträchtigungen objektiv betrachten, Wirkmechanismen erkennen und von Mitmenschen lernen. Höhere Denkprozesse ermöglichen es ihnen, alle Ebenen der Lebensregulation bewusst in ihren Genesungsprozess zu integrieren. Bewusste Wahrnehmung macht Körperresonanz und gesundheitsfördernde Bewegung nutzbar. Erst durch Reflexion werden Emotionen als wegweisende, ehrliche Impulse zur Lebensgestaltung gewertet und Gefühle als Ausdruck subjektiver Realität erkannt. Durch rationale Betrachtung und die wohlüberlegte Wahl nutzbringender Techniken sind Betroffene ihren Symptomen weniger ausgeliefert. Ganzheitliche Bewusstheit, die alle Ebenen der Lebensregulation umfasst, lässt sie ihre Verhaltensmuster – trotz emotionaler Belastungen – nicht als gegeben, sondern als wandel- und beeinflussbar erkennen. Entfaltet sich rationales Denken von der eingangs erwähnten Linearität zu einem weit gesteckten, dreidimensionalen, für Mehrdeutigkeit, Ambivalenz und Fragen durchlässigen Raum, so können Menschen alle natürlichen Erfahrungsebenen für die Genesung nutzen.

Höhere Denkprozesse ermöglichen es Begleitenden, zu erkennen, wann intuitives oder planvolles Handeln dient und wann kreativ sinnesbasiertes Vorgehen unterstützende Erfahrungen schafft. Durch bewusstes Steuern der Wahrnehmung öffnen sie unterschiedliche Entwicklungsräume: solche der Körperwahrnehmung, der Emotionen und Gefühle, der Imagination und Kreativität oder der Reflexion. Damit geben sie den Rahmen vor, innerhalb dessen sich die Betroffenen, die Beziehung zu ihnen und der Prozess entwickeln können.

Begleitende vermitteln Ganzheitlichkeit *absichtsvoll*, indem sie die Betroffenen an ihrer persönlichen Erfahrung teilhaben lassen, selbst zu Erfahrung anregen, Übungen anbieten und über die Erkrankung und die möglichen Selbsthilfestrategien sprechen.

PRAXISANLEITUNGEN *Entwicklungsräume öffnen,* **MB**

EINLADUNG ZUR SELBSTERFAHRUNG

Wie denken Sie? Nutzen Sie Ihre rationalen Prozesse fern von Emotionen und Körperwahrnehmungen? Hat sich Ihre rationale Betrachtung von Gesundheit und Genesungsprozessen durch die bisherige Lektüre verändert? Welche Wahrnehmungsräume haben Sie bisher erschlossen? Wo liegen Ihre Interessen? Wo liegen Ihre Fragen oder Zweifel? Betrachten Sie Ihre persönliche Biografie, wo sehen Sie Potenzial zur Weiterentwicklung? Gehen Sie den Fragen nach, die Ihnen wichtig sind, und halten Sie Ihre Auseinandersetzung in Ihrem Journal fest.

Teil- und unterbewusste mentale Prozesse

Betroffene einer psychischen Erkrankung und Menschen in Krisen neigen verstärkt zu transrationalem Denken, das durch unterbewusste, sinnesbasierte Inhalte genährt wird. Körperwahrnehmungen, Emotionen und Gefühle, Träume und innere Bilder treten dabei aus ihrem Unterbewussten ins Bewusstsein.

Erinnern Sie sich an das Beispiel am Anfang des Buches? Dort hüpfte ein Eichhörnchen über den Weg und die Klientin interpretierte dies so, dass sie doch nicht einsam ist (siehe S. 11). Etwas später haben Sie vom Klienten gelesen, der bei der Arztvisite von seinen Träumen erzählte (siehe S. 23). Bei beiden Beispielen handelt es sich um transrationales, mit dem Unterbewussten und den Emotionen verbundenes Denken. Im ersten Fall öffnete die Therapeutin den transrationalen Raum für die Klientin und nutzte deren Ressourcen. Im zweiten Fall wurde der Raum für transrationales Denken von den Fachpersonen verschlossen gehalten; es wurde keine diesbezügliche Resonanz gezeigt, obwohl der Klient Ressourcen und Prozessbereitschaft in diesem Bereich offenbarte. Indem das Unterbewusste, die Emotionen und Sinne einbezogen werden, begibt sich die Seele Betroffener gewissermaßen eigens auf Lösungssuche, was in transrationalem Denken zum Ausdruck kommt. Unterstützen Fachpersonen die Betroffenen dabei, solch auftretende Impulse hinsichtlich ihres Genesungsprozesses zu deuten, hält transrationales Denken große Ressourcen bereit.

Zahlreiche geistige Abläufe finden teil- bis unterbewusst statt. Auch sie sind neuronal gespeichert und mit Körperempfindungen, Emotionen und Gefühlen eng verknüpft. Zum Schutz vor Informationsüberflutung hält der Mensch nur wenige Repräsentationen in der bewussten Wahrnehmung (Hüther 2010). Ähnliche Erfahrungen bilden daher Wahrnehmungsmuster zur Orientierung, auch Schemata genannt. Anhand dieser lassen sich neue Erfahrungen schnell erkennen, bewerten und einordnen. Die Schematheorie beschreibt unterbewusste kognitive Strukturen, die die Informationsverarbeitung erleichtern und die Wahrnehmung lenken (Anderson, Pearson 1984). Ähnlich dem Sehen durch verschieden gefärbte Brillengläser werden Objekte und Situationen anhand von Schemata selektiv wahrgenommen und eingeordnet, was einerseits das Behalten (Memorieren) und spontane Handeln erleichtert, andererseits die Sicht einschränken und die Welt einseitig erscheinen lassen kann. Schemata entwickeln sich von Geburt an zu gesundheitsfördernden oder dysfunktionalen handlungsleitenden Wahrnehmungsmustern. Mit ihnen sind auch Normen und Werte, Glaubenssätze, Emotionsregulation und der Umgang mit Körperempfindungen verbunden.

Wird beispielsweise eine Lern- oder Beziehungssituation durch die Brille eines dysfunktionalen Schemas betrachtet, können damit verbundene Emotionen wie Scham, Schuld, Einsamkeit und Traurigkeit auftreten. Dieselbe Situation durch eine funktionale Brille betrachtet, löst stärkende Emotionen wie Willenskraft, Verlangen oder berechtigten Ärger aus. Manchmal werden die grundlegenden Emotionen vom Individuum kaum wahrgenommen, sondern direkt von weiteren Emotionen überlagert, die den Zweck haben, problematische erste Emotionen zu überdecken. Dies geschieht beispielsweise in traumatischen Situationen, in denen Personen keine Handlungsspielräume haben.

Beispiel Sarah erlebt als junge Frau eine sexuelle Gewaltsituation. Sie fühlt sich hilflos, machtlos und ausgeliefert (grundlegende Emotion). Als sie Wochen später von dem Erlebten erzählt, empfindet sie Scham und Schuld (überlagerte Emotion). Die grundlegende Emotion wurde durch eine zweite ersetzt, die leichter zu ertragen ist, da diese gegenüber dem Ausgeliefert-Sein mehr persönliche Handlungsmacht beinhaltet.

Solches Überlagern grundlegender Emotionen kann auch in Alltagssituationen geschehen, in denen Menschen keine positiv wahrgenommenen Bewältigungsstrategien aufweisen.

Beispiel Marco fährt das erste Mal, seit er seinen Führerschein gemacht hat, allein mit dem Auto. Mitten auf der Kreuzung bleibt dieses stehen. Andere Fahrer hupen, sind ungeduldig. Der junge Mann ist ängstlich und fühlt sich hilflos (grundlegende Emotion). Er ist sehr gestresst und schafft es nur mit großer Mühe, die Situation zu bewältigen. Von nun an findet er Autofahren überfordernd (überlagerte Emotion) und kauft sich ein Fahrrad. <

Da unter- und teilbewusste mentale Inhalte mindestens so wirksam wie bewusste Gedanken sind, ist es für Genesungsprozesse zentral, sie zu erkennen. Die Wahrnehmung innerer Dialoge und schädlicher Glaubenssätze stellt ein wichtiges Mittel dar. Um auf teil- und unterbewusste mentale Prozesse zugreifen zu können, dient transrationales Denken, Entspannung, Achtsamkeit und kreativer Selbstausdruck.

PRAXISANLEITUNGEN *Glaubenssätze,* **MB** | *Neu denken, neu handeln,* **VB**

EINLADUNG ZUR SELBSTERFAHRUNG

Nehmen Sie Ihre inneren Dialoge bei einfachen Alltagshandlungen wahr. Hören Sie sich zu, wenn Sie denken. Gefällt Ihnen nicht, was Sie hören, urteilen Sie nicht über sich selbst. Denken Sie nochmals neu. Denken Sie liebevoller oder akzeptierender gegenüber sich selbst, Mitmenschen oder negativen Emotionen. Auf diese Weise legen Sie neue Denkmuster in Ihrem Gehirn an. Spüren Sie, wie sich das neue Denken anfühlt und welche körperliche Resonanz es auslöst.

Kreativität – geistige Lösungsfindung

Auch Kreativität ist ein geistiges Prinzip – und zwar ein globales. Die schier unendliche Vielfalt an Erscheinungsformen von Mineralien, Flora und Fauna lassen diesen Schluss zweifelsfrei zu. Der Mensch, ebenfalls hervorgegangen aus dem kreativen Prozess der Morphogenese, also der Entstehung der Formen, trägt deren Prinzip in sich. Auch er ist fähig, durch schöpferische Prozesse Neues zu erschaffen. Kreativität dient dem Menschen, Lösungen für Probleme zu finden, seinem Befinden Ausdruck zu verleihen und seine Kultur zu gestalten.

Beispiel *von Nicole Amrein* Wenn ich bedenke, wie linear mein Leben durch meine Erkrankung verlief, muss ich staunen, welches Maß an Kreativität dennoch möglich gewesen ist. TV-Nachrichtenmoderatorin, 15 Bücher für Verlage wie Piper und Random House, diverse Kolumnen in Zeitschriften (Schweizer Familie, Natürlich) – sowie neu selbst komponierte und gesungene Lieder in vier Sprachen (www.soundcloud.ch/Suchbegriff: Nicole Amrein). <

In der Psychologie wird Kreativität gemeinhin als besondere, durch fluides Denken erzeugte Fähigkeit der Problemlösung verstanden, die grundsätzlich jedem Menschen offensteht. Geistige Fluidität entsteht durch Entspannung, indem die lineare Lösungsfindung aussetzt und assoziative Denkprozesse zu-

gelassen werden. Ergebnisoffenes geistiges Denken mit vielen Umwegen und Abschweifungen schafft Zugang zu den nicht bezifferbaren unterbewussten Gedächtnisinhalten und macht es möglich, diese neu zu kombinieren. Zahlreiche Forschungsergebnisse der letzten 150 Jahre haben gezeigt, dass Kreativität explizites Bewältigungspotenzial für psychische Erkrankungen bereithält.
Bei der integrativen Begleitung von Genesungsprozessen ist es wertvoll, Kreativität individuell zu erschließen. Entspannung senkt die Hirn- und Herzfrequenz und ermöglicht fluides Denken. Ruhe, Körperwahrnehmung, Absichtslosigkeit und Geschehen-Lassen begünstigen die Kreativität und Entwicklung (PAUFLER 2019; SCHLICKSUPP 1992).

Imagination, Malen, Gestalten, Bauen, freie Bewegung, Storytelling und Schreiben sind ideale Methoden, um psychische Inhalte gestaltend auszudrücken. Durch Selbstausdruck erkennen Menschen die inhärente Logik ihrer dysfunktionalen Muster und finden Zugang zu ihren Gefühlen, zu ihrem Potenzial und zu Lösungen.

PRAXISANLEITUNGEN *Der Situation Gestalt geben; Naturarbeit,* **GB**

EINLADUNG ZUR SELBSTERFAHRUNG

Gewinnen Sie Vertrauen in Ihre Kreativität, indem Sie diese erleben. Kochen Sie beispielsweise gern, so lassen Sie sich vom Kühlschrankinhalt inspirieren. Lassen Sie zu, dass sich der Plan bei der Umsetzung entwickelt. Oder gehen Sie in die freie Natur. Nehmen Sie Ihr Journal mit. Bauen Sie aus Naturmaterialien ein Symbol für eine Fähigkeit, die Sie zukünftig entwickeln möchten. Entspannen Sie sich, gehen Sie planlos und lustvoll vor. Folgen sie dem kreativen Fluss, der Plan entwickelt sich beim Tun. Fotografieren und würdigen Sie Ihr Werk. Was inspiriert Sie? Auf welche Weise möchten Sie kreativ werden?

Lebenssinn, Transzendenz und Spiritualität

Im kreativ-geistigen Bereich sind auch der Lebenssinn, Transzendenz und die persönliche Spiritualität beheimatet. Innere Verbundenheit mit dem »großen Ganzen« oder der Natur ist heilsam. So können wir davon ausgehen, dass der frühe Animismus, also das prärationale Denken (siehe S. 53), nicht nur auf Aberglauben basierte. Wir wissen heute, dass Tiere und gar Pflanzen untereinander kommunizieren, auf ureigene Weise intelligent, lernfähig (KOECHLIN 2011) und mit Leben beseelt sind. Verbinden sich Menschen innerlich mit allem Lebendigen, kann dies ihre Genesung fördern.
Körperliche Entspannung, wie sie z.B. beim Meditieren entsteht, ermöglicht die Erfahrung der Transzendenz. Bei tiefer Entspannung kann durch innere

Bilder, Klang oder Körperempfindungen solche Verbundenheit mit allem Seienden erfahren werden. Untersuchungen mittels Biofeedback (durch EKG, Elektrokardiogramm) haben gezeigt, dass bereits eine schöne Erinnerung an ein angenehmes Gefühl oder eine ausgedachte angenehme Vorstellung die Herzfrequenz von einem chaotischen zu einem kohärenten, regelmäßigen Schlagen zu beruhigen vermag (McCraty u. a. 1995). Innere Bilder – auch auditive und sensorische Repräsentationen – wirken sich direkt auf körperliche Gegebenheiten aus. Kombiniert mit körperlicher Entspannung nehmen positive Gedanken großen Einfluss auf das psychische und körperliche Wohlbefinden. Auch Religion im traditionellen Sinne und individuell gelebte Spiritualität können in Genesungsprozessen eine Rolle spielen.

Menschen gehen in psychischen Krisen durch existenzielle Abgründe; in einer schweren Depression fühlen sich Betroffene beispielsweise wie in einem schwarzen Loch, abgeschottet, verzweifelt und unfähig, aus diesem herauszukommen. Es ist also nicht verwunderlich, wenn in solchen Lebensphasen Fragen nach dem Lebenssinn, nach seelischem Halt und der inneren Verbundenheit mit allem Seienden zentral werden. Damit stehen Krisen und Lebensübergänge immer auch in Verbindung mit Bedeutungskonstruktionen (Baumeister, Bratslavsky 2001). Fragen nach der übergeordneten Ursache einer Erkrankung, nach deren tieferen Bedeutung, nach Schuld, Sinn und Zweck beschäftigen viele Betroffene.

Beispiel Am tiefsten Punkt, als ich nicht mehr konnte, nicht mehr wollte, ließ ich innerlich los. Es war wohl dieses Loslassen, das mich in einen Zustand führte, in dem ich geistige Hilfe empfangen konnte. Sie – heilsame, liebe- und lichtvolle Wesen, anders kann ich sie nicht beschreiben – redeten mit mir und trösteten mich. Sie sagten, dass es »Liebe sei«, die ich brauche, um zu genesen und zu gedeihen. Von da an hat sich etwas in meinem Innern geändert. Ich habe den Kontakt zu ihnen aufrechterhalten und sie haben mich oft gut beraten. Ich weiß, dass viele Ärzte dies als Krankheit sehen. Für mich aber war es mein persönlicher Zugang zu meiner Spiritualität, der mich erfüllte und mir letztlich das Leben rettete.

Es ist in Genesungsprozessen deshalb wichtig, Themen des Lebenssinns nachzugehen, um innere Orientierung aufzubauen. In diesem Zusammenhang ist auch erwähnenswert, dass Arbeit und Beruf an die Sinnstelle treten können. So steigt beispielsweise bei Arbeitslosigkeit das Suizidrisiko um 20 bis 30 Prozent (Fountoulakis u. a. 2014; Nordt u. a. 2015). Daher ist es von großer Bedeutung, Ziele und Lebenssinn auch außerhalb des Berufs zu finden.

Begleitende können Fragen nach dem Lebenssinn, nach positiven inneren Bildern und Spiritualität Raum geben, damit Betroffene ihre persönlichen Antworten finden. Gezielte Interventionen regen zu wohltuenden mentalen Erfahrungen an. Menschen, die Veränderungsprozesse verbunden mit einem größeren Ganzen beschreiten und sich aktiv mit ihren Werten befassen, werden entscheidungsfähig und treffen nachhaltige Entscheidungen (Cortes u. a. 2009).

PRAXISANLEITUNGEN *Lebenssinn und Spiritualität; Mein Kraftort; Persönliche Grundwerte,* **MB**

EINLADUNG ZUR SELBSTERFAHRUNG

Welche inneren Bilder nutzen Sie, um in schwierigen Zeiten Kraft zu schöpfen? Wie fühlen Sie sich verbunden mit dem großen Ganzen? Welchen Zugang zu Spiritualität haben Sie? Gibt es diesbezügliche Inhalte, die Sie ansprechen und die Sie kultivieren möchten? Wählen Sie im Downloadbereich eine entsprechende Intervention aus (**MB**). Verarbeiten Sie Ihre Erfahrung im Journal.

Geistige Fähigkeiten – Schlussfolgerungen für die integrative Begleitung

Geistige Tätigkeit äußert sich vielfältig. Menschen können ihre Handlungen durch rationales Denken steuern, ihr eigenes Denken reflektieren, automatisierte negative Gedanken wandeln und mental kreativ werden. Jede dieser Geistesqualitäten ist nützlich.

Gleichzeitig kann »ein Zuviel« oder der Ausschluss der anderen Qualitäten Schaden anrichten. Reine Rationalität ohne Einbezug der Empfindungen, Emotionen und Kreativität wird mechanistisch linear und der Mehrdimensionalität des Lebens nicht gerecht. Rein transrationales, durch Emotionen und Sinnesempfindungen geleitetes Denken führt zu Emotionsüberflutung, der Überinterpretation von Emotionen und einem Mangel an Sachlichkeit. Alleinige Kreativität reicht nicht aus, um Projekte und Entwicklung in der Realität umzusetzen; diese bleiben Luftschlösser. Findet Spiritualität ohne Einbezug der Sinnesempfindungen, Emotionen und Realität statt, wird sie zum Dogma. Erst wenn Menschen alle geistigen Möglichkeiten verbinden, können sie diese situativ zur Entwicklung und Genesung nutzen.

EINLADUNG ZUR SELBSTERFAHRUNG

Welche Ebenen des Denkens haben Sie vorwiegend erschlossen? Gibt es welche, die Sie spontan ansprechen? Oder andere, die Ihnen widerstreben? Auf welche persönliche Weise möchten Sie eine brachliegende Ebene Ihres Denkens erschließen und kultivieren? Halten Sie Ihre Auseinandersetzung in Ihrem Journal fest.

Die Ebenen der Lebensregulation in der Prozessbegleitung

Angesichts aller Ebenen der Lebensregulation wird deutlich, dass Körperempfindungen, Emotionen, Gefühle und geistige Prozesse in ständiger Wechselwirkung stehen. Jede Ebene der Lebensregulation wirkt auf die anderen ein. Auch zeigt sich, dass der Emotionalbereich, die basale Lebensregulation und Kreativität den höheren Denkprozessen ebenbürtig sind. Keine Ebene führt ohne die andere zu funktionalen Entscheidungen und sinnvoller Lebensgestaltung. Folglich müssen sie bei Genesungsprozessen alle miteinbezogen werden und gegebenenfalls eine Transformation durchlaufen, damit Wandel real erfahren wird. Ist ein Mensch fähig, seine Probleme zu analysieren, fühlt sich aber emotional schlecht, dient dies seiner Gesundheit wenig. Ist er fit und fähig, jedes Gelenk frei zu bewegen, denkt, fühlt und handelt aber in engem Rahmen, erfährt er Einschränkung. Vermag eine Person, konstruktiv mit belastenden Gefühlen und dysfunktionalen Mustern umzugehen, bleibt ihr negatives Körpergefühl aber bestehen, so wirkt sich dieses ungünstig auf ihr Befinden aus. Wirkliche Genesung braucht zunehmende positive Beheimatung im Körper, Emotionalbereich und Geist.
Eine verstärkte Wahrnehmung äußerer und innerer Reize ermöglicht es, alle Ebenen der Lebensregulation und deren Ressourcen zu erschließen. Diese wenig trainierte Fähigkeit ist der Schlüssel zu Körperresonanz, Emotionalbereich und teilbewussten geistigen Prozessen. Sie zeigt, in welchen Situationen die erkrankte Person ihre Ressourcen bereits nutzt und wann diese brachliegen. Ob eine Intervention gut oder weniger gut wirkt, wird deutlich, wenn Unterschiede erkannt werden. Mithilfe von Wahrnehmung tritt eine Person in Kontakt mit der Multidimensionalität ihres Selbst; sie weiß über eigene persönliche Eigenschaften, Fähigkeiten, Vorlieben, Gefühle und Verhalten Bescheid. Fachpersonen und informell Begleitende können durch verstärkte Wahrnehmung ihre Intuition (therapeutische Resonanz) in der Beziehung nutzen (siehe S. 93).

Das Modell von Vivian DITTMAR (2019), das sogenannte »innere Navi«, zeigt im Überblick, wie die menschlichen Ebenen des Seins Synergien bilden und allesamt in geistige Prozesse und Handlung fließen. Jeder Mensch verfügt über eine innere Steuerung, jedoch haben viele von uns diese nicht in Gebrauch oder wissen überhaupt, dass es sie gibt. Vivian Dittmar unterscheidet fünf Disziplinen des Denkens, die optimal zusammenspielen müssen, um uns zu navigieren und in ein Gleichgewicht zu bringen: die Rationalität, Intuition, Inspiration, Herzintelligenz® und Absicht (Abb. 5).

Abbildung 5 **Das innere Navi** (nach DITTMAR 2019)

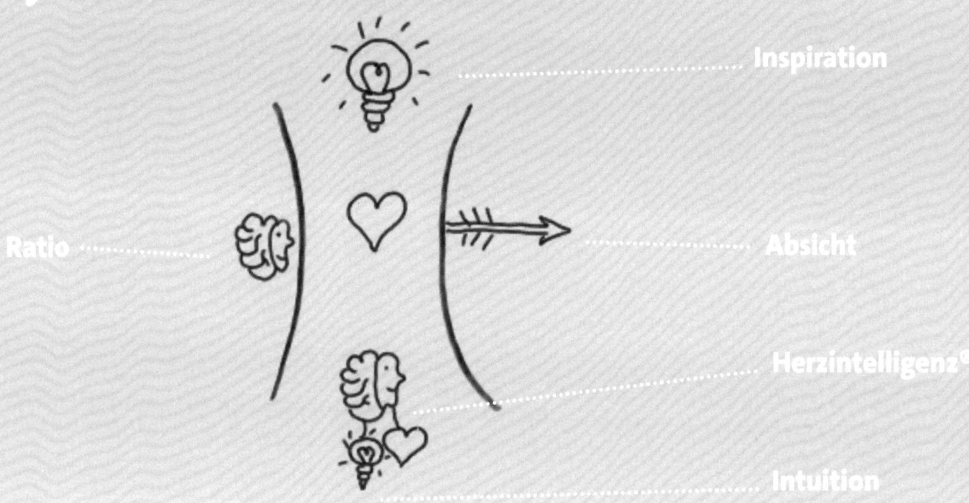

Beispiel *von Manuela Grieser* In meinem Alltag – beispielsweise in der forensischen Psychiatrie – erlebe ich oft, dass Klientinnen und Klienten mit den immer gleichen Textphrasen antworten, Sätze wiederholen, die sie schon oft gehört haben, und dabei nicht verbunden mit sich selbst wirken – ihre Rationalität funktioniert automatisiert. In diesem Fall nutze ich Techniken, um andere Ebenen des Seins zu öffnen. Ich spreche die Inspiration an, indem ich eine Kiste Lego®steine oder Knetmasse auf den Tisch lege. Ich spreche die Intuition an, indem ich ein Rollenspiel initiiere. Ich suche mit der Person die Absicht, indem ich die Imagination »Den Weg erkennen« (MB) anwende. Auf diese Weise erlebte ich auf einer geschlossenen Akutstation folgende Situation: Täglich beobachtete ich, wie Klientinnen und Klienten unruhig auf den Gängen im Kreis umhergingen. Zwischendurch schauten sie im Gemeinschaftsraum vorbei. Wurde dort etwas geboten, verweilten sie kurz, liefen meist wieder davon und weiter im Kreis herum. Nach zwei Tagen wagte ich ein Experiment. Ich schob im Gemeinschaftsraum vier Tische zusammen, stellte Stühle drum herum, schüttete einen Sack Lego® und Playmobil® auf den Tisch und setzte mich. Ich war präsent und tat weiter nichts. Es dauerte nicht lange, da kam ein Mann an den Tisch. Er wirkte unruhig und angetrieben. Skeptisch schaute er mich an, schaute den Tisch an und lief davon. Bald darauf kam er wieder: »Ich spiele nicht, Spielen ist für Kinder.« Ich nahm eine offene Körperhaltung ein, machte eine einladende Geste und sagte: »Auch Erwachsene dürfen spielen.« Er lief davon. Dann kam er zurück, setzte sich an den Tisch, griff nach den Lego®steinen und begann, ein Auto zu bauen. Dabei erzählte er mir von seiner Kindheit und einem schönen Moment mit seiner Mutter. Nun stand er auf und lief erneut eine Runde im Kreis. Er kam zurück und baute weiter. Diese Sequenz wiederholte sich viele Male. Ein langes Gespräch wäre mit diesem Menschen nicht möglich gewesen. Aber den Zugang zu seiner Inspiration und intrinsischen Motivation hat er finden können.

Denken Menschen ausschließlich rational – ohne Einbezug der Emotionen und Sinnesempfindungen –, fällt es ihnen schwer, im Moment zu leben und spontan mit unvorhersehbaren Faktoren wie sozialen Interaktionen, Emotionen und Gefühlen umzugehen. Rationalität befähigt Menschen dazu, aus der Vergangenheit auf die Zukunft zu schließen und einer linearen zielgerichteten Entwicklung zu folgen. Damit erzeugen rationale Prozesse eine Erwartungshaltung, die beschreibt, wie Dinge sein sollen. Durch Intuition fallen Reaktionen auf Unvorhergesehenes umfassend und sehr viel schneller aus, als dies durch rationales Abwägen möglich wäre (Easen, Wilcockson 1996). Inspiration bringt Neues in die Welt. Sie unterstützt Menschen bei Projekten, praktischen Problemen, Konflikten und Krisen. Inspiration oder kreatives Denken ist stets dann gefragt, wenn rationales Denken nicht weiterführt.

Ist die Wahrnehmung von Körper und Emotionalbereich beispielsweise durch Angst aufgrund traumatischer Erfahrungen blockiert, so ist es auch die Intuition. Hier hilft die Rationalität, eigene Prägungen und Neigungen zu erkennen, die Belastungen mit geeigneten Techniken aufzulösen, um die Intuition möglichst frei von Projektionen und Einschränkungen nutzen zu können. Entspannung und Absichtslosigkeit befähigen Menschen, neue Informationen zu gewinnen.

Durch Herzintelligenz® erkennen Menschen, was richtig, wahr, gut und schön ist, und sie finden Sinn in ihrem Handeln, Selbstzuwendung in schwierigen Lebensphasen und Lösungswege, bei denen alle gewinnen. Herzintelligenz® beschreibt einen ausgeglichenen Zustand von Bewusstsein, Erkenntnis und Intuition; wir lernen, auf die emotionalen und intuitiven Signale unseres Herzens zu achten und Gefühle in einer stressbeladenen Situation selbst zu beeinflussen und in eine positive Richtung zu lenken (Childre, Martin 2016). Durch Absicht wissen Menschen, in welche Richtung sie sich entwickeln wollen. Sie ist der »innere Weg«, bei dem jeder Schritt in Einklang mit dem Selbst gegangen wird. Um einen Genesungsprozess erfolgreich gehen zu können, werden Aspekte, die der seelischen Absicht entgegenstehen, mit dieser in Einklang gebracht. Intuition, Inspiration und Rationalität vereinen sich im Herzen und erzeugen richtungsweisende Handlungsbereitschaft.

Die menschlichen Ebenen des Seins – »inneres Navi« (nach Dittmar 2019)

Rationalität, logisches, analytisches Denken, bezieht sich auf sicht- und greifbare Fakten, auf Ursache und Wirkung, auf Zahlen, Statistiken und Berechnungen. Durch sie bewerten Menschen Fragen nach ihrer Machbarkeit, Effizienz, Linearität und Logik.
Intuition (Bauchgefühl) entsteht aus Erfahrungswissen, Sinneswahrnehmung, Emotionen und Gefühlen, verbunden mit der Fähigkeit, einander spiegelnd zu empfinden (siehe S. 67). Intuitives Wissen ermöglicht, das Gegenüber und soziale Situationen spontan richtig einzuschätzen.
Inspiration entsteht durch kreatives Denken. Innere und kollektive Inhalte – sinnesbasierte wie geistige – werden durch fluides Denken neu verknüpft und führen zu Geistesblitzen, bei denen »ein Licht aufgeht«.
Herzintelligenz® ist die universelle, kulturübergreifende Ethik, mit dem Wissen, dass letztlich alle gleich fühlen. Sie wird genährt durch Intuition und Inspiration und beinhaltet Empathie und Mitgefühl mit sich selbst, anderen und allen lebenden Wesen.
Absicht entsteht durch eine innere Ausrichtung auf das Wesentliche, indem alle Ebenen des Seins einbezogen werden. Sie nährt sich aus intrinsischer Motivation.

→ Das innere Navi kann vielfältig in die Prozessbegleitung integriert werden. Anhand dieses Modells lässt sich erkennen, welche Bereiche des Denkens und Fühlens ein Mensch vorwiegend nutzt und welche weiteren zu erschließen ihm dienen würde. Gezielte Angebote ermöglichen es den Betroffenen, neue Qualitäten zu kultivieren. Der Einbezug aller Seins-Ebenen hilft diesen, innerlich ins Gleichgewicht zu kommen und »ihren Weg«, ihre intrinsische Genesungsmotivation und ihre seelische Absicht zu finden.

EINLADUNG ZUR SELBSTERFAHRUNG

Welche Ebenen des Seins haben Sie erschlossen? Gibt es eine Ebene, der mehr Aufmerksamkeit gebühren würde, als Sie ihr derzeit geben? Gestalten Sie durch Bewegung, Bild oder Text, wie Ihr Körper, Ihre Emotionen, Gefühle und Ihr Geist verbunden sind und Ihr Selbst bilden. Halten Sie anschließend Ihre Beheimatung in der Rationalität, der Intuition, Inspiration, Herzintelligenz® und Absicht fest.

Das menschliche Verlangen nach sozialer Beziehung

Kennen wir den menschlichen Mikrokosmos und dessen Ebenen der Lebensregulation, so stellt sich die Frage, welche äußeren Faktoren sich auf die Psyche und den Körper auswirken. Was bringt Menschen – neben der Überlebenssicherung – in Bewegung und lässt sie handeln? Was prägt und beeinflusst uns?

Die Hirnforschung (ursprünglich im Bereich von Suchterkrankungen) hat überraschend klar gezeigt, dass es zwischenmenschliche Beziehungen sind, die den biologischen Antrieb zur Handlung erzeugen (PANKSEPP 2011; PANKSEPP, SOLMS 2012). Bereits die Aussicht auf soziale Anerkennung, Zuwendung und Liebe aktiviert eng verschaltete, körpereigene Motivationssysteme, die Botenstoffe wie Dopamin, Oxytocin und endogene Opioide ausschütten. Eine warme, sicherheitsspendende Beziehung wirkt auf das Gehirn analgesierend, also schmerzlindernd (PANKSEPP 2011). Liebevolle Beziehungen – auch mit sich selbst! – senken das Stresslevel, verbessern die Schlafqualität und steigern die Konzentrationsfähigkeit. Durch Abnahme des Botenstoffes Interleukin-6 verlangsamen sie den Alterungsprozess und erhöhen die Lebenserwartung (FRIEDMANN u. a. 2005). Gelingende Beziehungen wirken auf Körper und Psyche wie Drogen, jedoch sanft, gesundheitsfördernd und ohne Nebenwirkungen. Sie sind biologisch wichtiger als die Persönlichkeitsentwicklung (BAUER 2008). Wir können annehmen, dass die Beziehungserhaltung aus evolutionärer Sicht Priorität hat, da Menschenkinder allein nicht überlebensfähig und auf ihre Bezugspersonen angewiesen sind, außerdem Menschen in Gruppen größere Überlebenschancen haben. Neuropsychologische Erkenntnisse belegen auch, dass alle Handlungen, die in irgendeiner Weise die Persönlichkeit ausdrücken, wie Bekleidung, Beruf, Anschaffungen, Hobbys, aber auch ideelle Inhalte wie Meinungen oder politische Zugehörigkeit dem Zweck dienen, von anderen als Person gesehen, anerkannt und im besten Fall geliebt zu werden.

Soziale Isolation, Konflikte und unerwünschte Beziehungsabbrüche bringen die Motivationssysteme hingegen zum Erliegen. Dies verursacht massiven Stress, verringert die Immunabwehr, erzeugt Depressionen und kann in einzelnen Fällen nachweislich sogar zum Tod führen (KIECOLT-GLASER 2005).

Beispiel Bereits in den ersten vier Jahren war mein Erleben eingeschränkt. Ich kam auf die Welt und erbrach mich. Kein Arzt, kein Heiler konnte helfen. Ich wäre beinahe an Unterernährung gestorben. Auch der Austausch mit meiner Mutter war aufs absolute Minimum reduziert. Ich fühlte mich fremd und einsam. Ich hatte Hunger nach Liebe.

Die Erkenntnisse über die biologische Bedeutung zwischenmenschlicher Beziehung sind nicht nur im Hinblick auf psychische Erkrankung und Gesundheit bahnbrechend – sie lassen uns alle Lebensbereiche überdenken. Nach heutigem Wissensstand ist das Streben nach Beziehung als Überlebensstrategie in den menschlichen Genen verankert. Alles, was wir tun, steht im Dienst gelingender Beziehung. Gelingende soziale Beziehung stärkt die körperliche und psychische Gesundheit, während mangelnde oder belastende Beziehung dieser abträglich ist.

Für den Therapieerfolg sind weniger die Methodik und therapeutische Richtung ausschlaggebend, sondern vielmehr das Maß, in dem sich Betroffene von den Begleitenden verstanden fühlen (ELLIOTT u. a. 2011). Empathie, Präsenz und Offenheit für die Lebenswelt der Betroffenen sind unverzichtbare gesundheitsfördernde Wirkfaktoren.

PRAXISANLEITUNGEN *Zeit und Raum öffnen,* **MB** | *In den Schuhen des anderen,* *siehe S. 131*

EINLADUNG ZUR SELBSTERFAHRUNG

Wie geht es Ihnen mit Ihren Mitmenschen? Von wem fühlen Sie sich angenommen? Bei welchen Personen können Sie sich entfalten, bei welchen gelingt Ihnen dies weniger gut? Was geben Sie Ihren Mitmenschen? Möchten Sie mehr über bestimmte Beziehungen erfahren oder Ihre Intuition und therapeutische Resonanz stärken, so führen Sie den Perspektivwechsel (siehe S. 131) durch.

Resonanz, Intuition und nonverbale Kommunikation

Wie können Menschen also miteinander in Beziehung treten? Um das Fazit vorwegzunehmen: Auch soziale Interaktionen finden auf allen Ebenen der

Lebensregulation statt. Ob eine Beziehung eine hohe Qualität besitzt, wir z.B. Respekt, Liebe und Vertrauen teilen, beurteilen wir mittels unserer Rationalität; der verbale Austausch geschieht ebenfalls rational. Darüber hinaus sind im menschlichen Gehirn Netzwerke von Spiegelneuronen angelegt, die ermöglichen, das Erleben anderer authentisch nachzuempfinden (Rizzolatti u.a. 2003; Bauer 2008).

Der Vorgang des sozialen Spiegelns ist prärational, er findet vor geistigen Prozessen auf der emotional-körperlichen Ebene statt. Spiegeln kann mit einem Schnitt in den Finger versus das Beobachten oder gar das Denken an einen solchen verglichen werden. Ersterer wird real erlebt, während zuzuschauen und gar an eine Schnittwunde zu denken ebenso physische und emotionale Reaktionen, jedoch ohne offene Wunde, auslöst. Alleinige Beobachtung aktiviert entsprechende Bewegungs-, Emotions- und Schmerzareale im Gehirn, was zur Folge hat, dass wir Gesehenes real miterleben. Aus diesem Grund erfreuen sich Sportveranstaltungen großer Beliebtheit und vermögen Film und Theater zu berühren. Für eine Weile erleben wir das Gleiche wie der Athlet auf dem Platz oder die Protagonistin im Film. Durch die Spiegelneurone geschieht es auch, dass die Beobachtung bedrohlicher Ereignisse, die andere betreffen, von den Beobachtenden selbst traumatisch verarbeitet werden können.

Soziales Spiegeln

Die Spiegelneurone befähigen den Menschen, sein Gegenüber spontan, ressourcenschonend (da ohne bewusste Reflexion), also intuitiv wahrzunehmen und dessen Erlebniswelt authentisch am eigenen Leib nachzuempfinden. Auf diese Weise bauen wir nahe empathische Beziehungen auf und erkennen durch unser Bauchgefühl früh allfällige Gefahren durch Mitmenschen. Soziales Spiegeln ermöglicht zudem, vom Gegenüber »am Modell« über alle Sinneskanäle zu lernen. Diese basalen Lernvorgänge geschehen von Lebensbeginn an, vor jeglicher kognitiven Entwicklung.

Soziales Spiegeln wird durch teil- bis unterbewusst wahrgenommene Sinnesreize ermöglicht. Bewegungen, Körperspannung, Stimmlage, Mimik, Gestik und Geruch erzählen vom Selbstbild, dem aktuellen Befinden und der Beziehungsabsicht des Gegenübers. Durch sogenannte Neurozeption (siehe S. 43) werden winzigste Veränderungen des nonverbalen Ausdrucks (Mikroexpressionen) unterbewusst registriert; auf diese Weise prüfen Tiere und Menschen immerfort ihre Umwelt auf Sicherheit. Die Sinneswahrnehmungen informieren darüber, was im jeweiligen Kontakt wichtig ist und wie die Beziehung verlaufen wird. Menschen kommunizieren demnach nicht nur auf der geistigen, sondern auch stark auf der emotionalen und körperlichen Ebene. Durch soziales Spiegeln entstehen Resonanz, Intuition, Verbundenheit, Mitgefühl und ein »intersubjektiver Bedeutungsraum« (Bauer 2008), also eine gemeinsam empfundene Realität.

Beispiel Ich fühlte mich als lebende Leinwand. Was mein Gegenüber in mir sehen wollte, spielte ich ab. Ich war mit meiner Reaktion so auf die Bedürfnisse meiner Familienmitglieder ausgerichtet, dass ich mich selbst nicht entwickelte. Mich selbst, meine Bedürfnisse und Integrität gab es nicht. Und ich merkte es nicht einmal. Es war ja die einzige Realität, die ich kannte.

Wie alle neuronalen Systeme werden auch die Netzwerke der Spiegelneurone durch Gebrauch gebildet und gefestigt. So sind diese wie die Sinneskanäle bei den einen stärker, bei den anderen schwächer ausgebildet.

Für den sozialen Alltag ist es hilfreich und für die ganzheitliche Begleitung von Genesungsprozessen unabdingbar, spiegelnde Wahrnehmung zu kultivieren. Erst durch Wahrnehmung der eigenen Körperresonanz in Bezug auf das Gegenüber erlangen professionell und informell Begleitende Empathie und Intuition. Durch Wahrnehmung werden sie fähig zu therapeutischer Resonanz; sie fühlen über die Fachkompetenz hinaus das Gegenüber und handeln empathisch, intuitiv sowie situativ.

PRAXISANLEITUNGEN *Bodyscan,* **KB** | *Spiegeln,* **EB** | *Perspektivwechsel,* **SB**

EINLADUNG ZUR SELBSTERFAHRUNG

Trainieren Sie Ihre therapeutische Resonanz. Gehen Sie körperlich präsent und geistig neutral auf andere zu. Die Tools »Bodyscan« (**KB**), »Spiegeln« (**EB**) und die verschiedenen »Perspektivwechsel« (**SB**) helfen Ihnen dabei. Nehmen Sie Ihren Körper und Ihre Empfindungen wahr. Fühlen Sie, was mit Ihnen geschieht. Was erfahren Sie durch Spiegelung von Ihrem Gegenüber? Wann erzeugt ein Kontakt Impulse, die Sie alarmieren, die jedoch mit Ihnen und Ihrer Biografie zu tun haben (dann sind Schemata aktiv, siehe S. 56)? Wann empfinden Sie Ihre spiegelnde Resonanz als neutral, unabhängig von eigenen Stressoren? Fühlen Sie sich in Menschen an der Bushaltestelle, in Freunde oder Feinde und Konkurrentinnen ein, indem Sie deren nonverbale Kommunikation am eigenen Leib nachempfinden. Experimentieren Sie, ohne in vorschnelle Urteile und Rationalisierung zu verfallen. Nehmen Sie Ihre Wahrnehmungen als das, was sie sind: als Reizverarbeitung Ihrer Sinne, abgeglichen mit eigenen Erfahrungen und Ihrem Vorstellungsvermögen über das menschliche Erfahrungsspektrum. Halten Sie Ihre Auseinandersetzung im Journal fest.

Aggressives Verhalten und destruktive Beziehungen

Menschen sind auf gelingende soziale Beziehungen angewiesen – wie sind demzufolge aggressives und destruktives Verhalten zu verstehen? Basierend auf der Evolutionstheorie Charles Darwins, herrschte lange Zeit die Meinung, dass das Prinzip »survival of the fittest« (das Überleben des Stärksten) das biologische menschliche Lebensmotiv darstellt. Darauf stützten sich zahlreiche soziologische Theorien, unter anderem solche, die Rassismus befeuern (BAUER 2008). Dieses Sozialverständnis führte – im intersubjektiven Bedeutungsraum kultiviert, also in der Gesellschaft als Wahrheit gelebt – zum Fokus auf den steten Konkurrenzkampf zwischen den Individuen. Menschen vermittelten sich gegenseitig das Menschenbild eines immerwährenden Wettbewerbs und erlebten sich eben dadurch als einem solchen ausgesetzt. Dies verbreitete Gefühle des Mangels, (Lebens-)Kampfs und der Minderwertigkeit, beispielsweise beim Erreichen beruflicher Ziele oder in der Liebe. Denn nur sehr wenige sind die Besten und Schönsten und für alle anderen hat die Natur – der Theorie nach – einen schlechteren Platz vorgesehen. Das Gefühl, nicht zu genügen, führte und führt unter anderem zu Aggression.
Aktuelle Erkenntnisse der Neuropsychologie über das Motivationssystem zeigen, dass kooperative Beziehungen und nicht der Kampf um das Recht des Stärkeren das Überleben des Homo sapiens sicherten und seine Entwicklung vorantrieben (BAUER 2008). Joachim Bauer, Neurologe und Psychiater, belegt anhand zahlreicher Studien, dass Aggression nebst dem Abwehren von Versehrung in direktem Zusammenhang mit sozialer Beziehung steht. Aggressives Verhalten ist *kein* spontaner menschlicher Primärtrieb, wie etwa das Stillen von Hunger oder das Bedürfnis nach Bindung.

Aggressives Verhalten – Ursachen und Funktionen

Aggression ist ein neurobiologisches reaktives Programm, das dazu dient, Schmerz abzuwenden, wenn die Unversehrtheit oder soziale Bindungen bedroht sind. Sie entsteht durch das Bedürfnis, Beziehung in Konkurrenz mit anderen zu erlangen, z.B. unter Geschwistern, die um die Liebe der Eltern kämpfen. Auch bezweckt sie, Beziehungen gegen Dritte zu verteidigen, indem Bindungen geschützt werden. Aggression entsteht als Korrektiv innerhalb sich entwickelnder Beziehungen, wenn ein Ungleichgewicht auftritt. Als weitere Form entsteht Aggression in Jugendbanden oder Kriegsgemeinschaften, wo sie Gemeinschaft durch gemeinsamen Kampf bezweckt. Und Aggression entsteht nachweislich durch den Mangel an Bindung, durch gravierende soziale Verletzung und durch Konditionierung (Bauer 2011).

Beispiel Mordlust kommt nicht nur im Krimi vor. Ich kenne sie selbst als reales, schreckliches Gefühl. Weit davon entfernt, die Fantasien in Tat umsetzen zu wollen, sind sie doch Ausdruck meiner zerstörten inneren Welt. Sie treten dann auf, wenn ich innerlich zerbreche am psychischen und sexuellen Missbrauch.

Im Hinblick auf psychiatrische Phänomene wird deutlich, dass Aggression oft unterdrückt, abgespalten oder unkontrolliert ausgelebt wird. Dies äußert sich in belastenden Körpersymptomen, Depression, Selbst- und Fremdverletzung. Damit Begleitende den positiven Umgang mit Aggression unterstützen können, müssen sie mit ihren eigenen diesbezüglichen Gefühlen konstruktiv umgehen können.

Aggression drückt im Grunde menschliches Liebesbedürfnis aus. Auch destruktive Beziehungen, Selbst- und Fremdschädigung hängen mit diesem zusammen. Betroffenen gilt es zu vermitteln, dass sie mit ihrer Aggression liebenswert und voller Ressourcen sind. Auf der Grundlage empathischer Beziehung können die Ursachen der Aggression ergründet werden, um den Umgang damit zu klären. Sind Wut und Aggression abgespalten geht Lebensenergie verloren. Hier dient es, die nützlichen Emotionen zu reintegrieren.

PRAXISANLEITUNGEN *Persönliche Grundwerte,* **MB** | *Evaluation der Emotionen; Stressabbau,* **EB**

EINLADUNG ZUR SELBSTERFAHRUNG

Nehmen Sie wahr, wie Sie mit Ihren Aggressionen umgehen. Können Sie liebevolle Zuwendung gegenüber Ihrem aggressiven Selbst aufbringen? Reflektieren Sie über aggressives Verhalten anderer und versuchen Sie, deren Liebesbedürfnis zu erkennen. Explorieren Sie mit den Tools »Persönliche Grundwerte« (**MB**), »Evaluation der Emotionen« (**EB**) und »Stressabbau« (**EB**). Halten Sie das, was Sie bewegt, in Ihrem Journal fest.

Soziale Beziehung in Verbindung mit Stress, Entwicklung und Resilienz

Kennen wir die Ebenen der Lebensregulation, die Bedeutsamkeit sozialer Beziehung und deren Zusammenhang mit Aggression, stellt sich die Frage, wie Belastungen und Emotionsdysregulation entstehen. Die folgenden Abschnitte zeigen, wie soziale Beziehung mit Stress, psychischen und körperlichen Erkrankungen, mit Lernen und Persönlichkeitsentwicklung zusammenhängt.

Priming und Prägung

Soziale Beziehungen prägen den Menschen und nehmen bereits vorgeburtlich Einfluss auf sein Befinden. Untersuchungen haben (trotz ethisch großer Fragwürdigkeit) Interessantes gezeigt: Schwangere Primatenmütter, die starken Stresssituationen ausgesetzt wurden, gebaren Junge, die im Laufe ihres Lebens bedeutend weniger Stressresistenz aufwiesen als jene der Kontrollgruppe. Die physischen Stressreaktionen der Mütter übertrugen sich direkt auf die Stressresonanz ihrer Kinder. Auch Menschenkinder, die eine schwierige Geburt durchlaufen, reagieren später nachweislich stärker auf Stressoren (Bauer 2016). Dies geschieht, indem frühe stressauslösende Erlebnisse die Stresssysteme durch sogenanntes Priming (Vorbahnung, Vorbereitung) aktivieren und stabilisieren. Sensibilisierte Stresssysteme führen dazu, dass Menschen und Primaten erneute bedrohliche Impulse deutlich intensiver wahrnehmen und als gefahrvoller einschätzen als andere, ohne diesbezügliche Vorerfahrung.

→ **Beispiel** Meine Tochter kam auf die Welt, ich wurde notoperiert, sie musste abrupt weg von mir. Noch in ihrem zweiten Lebensjahr schrie sie voller Angst, wenn ich mich nur wenige Meter von ihr entfernte. Noch mit zehn Jahren fragt sie angstvoll nach mir, wenn ich später nach Hause komme, obwohl sie behütet in unserer Familie aufwächst. <

Das Phänomen unterschiedlich starker Stressreaktionen bei objektiv identischem Stressor gründet folglich auf *physischen* Veränderungen durch entsprechende Erfahrung. Je früher in der Entwicklung das Urvertrauen durch Angst und Integritätsverlust erschüttert wird, desto mehr steigt die Intensität des Stressempfindens. Psychischer Stress fördert den Abbau von Nervenzellen, bremst die Zellerneuerung und schwächt das Immunsystem (Bauer 2016). Impulse hingegen, die den Organismus aktivieren und in keiner Weise bedrohen, stabilisieren die Nervenzellnetzwerke, erhöhen ihre Vernetzung und verbessern dadurch deren Funktionen. Liebevolle Zuwendung, Anteilnahme, gemeinsames Spiel und Lachen lassen die frühkindlichen neuronalen Systeme

gedeihen. Unter solchen Bedingungen entstehen Sicherheit, ein Gefühl von Wohlbehagen, Entwicklungs- und Lernfähigkeit.
Zahlreiche Studien belegen, dass sogenannte »gute Gene« kein Garant für eine erfolgreiche Entwicklung sind, sondern sich diese erst in engem Zusammenspiel mit der Umwelt entfalten können (Bauer 2016). Die Neurologie belegt heute, was der russische Psychologe Lew Wygotski (1972) bereits zu Beginn des 19. Jahrhunderts erkannte und in seinem soziokulturellen Entwicklungsansatz beschrieb: Jede psychische Funktion wird durch äußere Umstände aktiviert oder gehemmt, das soziale Umfeld wird verinnerlicht, Gehirn und Verhalten entwickeln sich spiegelnd mit ihrer Umgebung.

Stressempfindliche Menschen können durch gezielten Stressabbau und regelmäßige pulssteigernde Bewegung in der ganzheitlichen Begleitung unterstützt werden. Empathische Beziehungen und ein zunehmend entspanntes Umfeld beruhigen ebenfalls die Stressresonanz und erzeugen neue, heilsame Prägungen.

PRAXISANLEITUNGEN *Assessment der Bewegungsmöglichkeiten,* **KB** | *Stressabbau,* **EB** | *Beziehungsgestaltung,* **SB**

EINLADUNG ZUR SELBSTERFAHRUNG
Nehmen Sie die Ausprägung Ihrer Stressresonanz wahr. Sind Sie schnell gestresst oder stressresistent? Kennen Sie Ereignisse, die Ihre Stressresonanz ausprägten? Wenden Sie die Techniken des Stressabbaus (**EB**) an und halten Sie Ihre Erfahrungen in Ihrem Journal fest.

Psychische Auswirkungen sozialer Belastung

Die zentrale Bedeutung zwischenmenschlicher Beziehung erklärt, dass neben Schicksalsschlägen wie Unfällen und Naturkatastrophen auch soziale Erschütterungen heftige Stresssymptome verursachen können. Ausgrenzung, Vernachlässigung, liebloses, gewalttätiges und missbräuchliches Verhalten des sozialen Umfelds führen zu körperlichen Stressausschüttungen (Meaney 2001; Fillingrim u. a. 1997; Eisenberger u. a. 2003). Physische Schmerzen, beispielsweise aufgrund von Gewalterfahrung, werden im »sensiblen Cortex«, dem körperlichen Schmerzgedächtnis, gespeichert. Gleichzeitig hinterlassen sie eine emotionale Prägung im limbischen System, dem emotionalen Schmerzgedächtnis. Auch das Miterleben von Schmerzen anderer erzeugt – durch die Spiegelneurone – eine Prägung im limbischen System der Betrachterin. Einmal im Körper eingeschrieben, können solche sogenannten »Engramme« bereits durch entfernt ähnliche Erlebnisse reaktiviert werden und erneute Stressreaktionen oder Schmerzen auslösen. Bemerkenswert ist diesbezüglich die Tatsache, dass das Gehirn nur einen marginalen Unterschied zwischen körperlichem und psychischem oder sozial erlittenem Schmerz macht (Panksepp 2011).

Beispiel Ich stehe in der Küche, mein damaliger Mann sitzt im Wohnzimmer und liest. Während er sich weiterbildet, löse ich achtzig Lithium-Tabletten in heißem Wasser auf. Ich schaue das Glas an, im Wissen darum, dass der Inhalt tödlich ist. Will ich, will ich nicht? Ich will, seit ich sechs Jahre alt war und zum ersten Mal an Suizid dachte. Mein Mann geht mit dem Hund raus, ich trinke den Giftcocktail, begleitet von drei Flaschen Weißwein. Dann lege ich mich ins Bett, um zu sterben. Ich bin ganz ruhig – und auf einmal nicht mehr da. Erst als mein Mann zurückkommt, wache ich auf, sehe ihn an der Tür stehen und muss mich erbrechen. Er sagt: »Es reicht jetzt, du kannst gehen.« Statt die Ambulanz ruft er meine Mutter an, die mich mit dem Auto in die Notaufnahme bringt, in der ich einen Herzstillstand erleide. Trotz Patientenverfügung holt man mich zurück. Der Satz meines damaligen Mannes »Es reicht jetzt, du kannst gehen«, hat zu einem Wendepunkt in meinem Leben geführt. Sechs Jahre habe ich mit mir gerungen, ihn zu verlassen, aber er köderte mich immer wieder mit unserem luxuriösen Leben. Nach diesem Satz war ich mit ihm fertig. Als ich das Krankenhaus verlassen konnte, suchte ich mir eine Anwältin und reichte die Scheidung ein. Dieser Schritt war in diesem Moment glasklar, ich hatte überhaupt keine Bedenken mehr.

Sozialer Schmerz prägt die biologischen Strukturen *und* das Selbstgefühl. Jemand mit einem gut ausgeprägten Selbstgefühl ruht in sich selbst, fühlt sich wohl in seiner Haut, weiß, dass er gut ist, so wie er eben ist, und zwar unabhängig von Leistung und Fähigkeiten. Sozialer Schmerz wirkt auf die Wahrnehmung der Welt und das Verhalten ein. Zwei instinktive, unter Umständen nicht zu vereinbarende Bedürfnisse der Selbsterhaltung können Menschen in ein unlösbares Dilemma bringen: der Wunsch, Schmerz zu vermeiden, und jener, Beziehung aufrechtzuerhalten. Die Spannung und Dissonanz, die sich aus solchen meist unterbewussten innerlichen Konflikten ergibt, lassen dem Selbst (wie im Beispiel deutlich wird) oft keinen anderen Ausweg als jenen massivster Emotionsdysregulation.

Die zentrale Bedeutung von sozialer Beziehung und die Tatsache, dass sozialer und körperlicher Schmerz ähnliche Erregungsmuster erzeugen, legen nahe, negative Beziehungserfahrung in Verbindung mit psychischer Erkrankung und psychosomatischen Symptomen zu bringen. Bedrohliche soziale Erfahrung, Stressausschüttung, Emotionsdysregulation und psychische Erkrankungen stehen nachweislich in Zusammenhang. Zahlreiche Studien belegen, dass die Ursprünge von Depressionen, Borderline-Persönlichkeitsstörungen, Ess- und Angststörungen, Burn-out-Erkrankungen und posttraumatischer Belastungsstörungen (PTBS) in schmerzhaften Beziehungserfahrungen zu finden sind (BAUER 2016; CONTRACTOR u. a. 2016). Diesbezüglich ist auch relevant, dass die Stresssysteme von Menschen, die sich in der sozialen Hierarchie »unten« wahrnehmen, stärker aktiv sind als jene von Menschen, die sich in der Hierarchie »oben« sehen. Jede soziale Hierarchiestufe, die Menschen erklimmen, reduziert Stress (SHERMAN u. a. 2012). Folglich ist naheliegend, dass instabile Hierarchien, beispielsweise interne Machtkämpfe im beruflichen Umfeld, Stress erzeugen und Resilienz verringern (ZINK u. a. 2008). Ein fester Status gibt Sicherheit und Stabilität, da wenig Energie aufgewandt werden muss, um diesen aufrechtzuerhalten.

In der ganzheitlichen Begleitung von Genesungsprozessen werden Stress- und Körpersymptome mit sozialer Beziehung in Zusammenhang gebracht. Durch gezielte Techniken lassen sich Verhaltensspielräume in Beziehungen erkennen und Stress abbauen (desensibilisieren). Auch wird das menschliche Dilemma von Selbst- und Beziehungserhaltung deutlich. Erkennen Betroffene dieses, können sie positive Selbstzuwendung und Lösungen finden.

Eine empathische, stabile therapeutische oder begleitende Beziehung auf Augenhöhe ist unerlässlich, damit Betroffene ihren Genesungsweg gestärkt und stressfrei gehen können.

PRAXISANLEITUNGEN *Der Körper als Prozessbegleiter,* **KB** | *Das innere Kind,* **EB**

EINLADUNG ZUR SELBSTERFAHRUNG

Spüren Sie Körpersymptome, die in Zusammenhang mit sozialen Belastungen auftreten? Wenden Sie die Technik »Der Körper als Prozessbegleiter« (**KB**) an. Gibt es Beziehungen in Ihrem Leben, die starken Stress verursachen? Nutzen Sie das Tool »Das innere Kind« (**EB**) und halten Sie Ihre Erkenntnisse im Journal fest.

Unterschätzte »kleine Traumata«

Soziale Gewalt – ob selbst erfahren oder miterlebt – hat körperliche und psychische Folgen und kann bis hin zu einer ernsthaften psychischen Erkrankung führen. Dies ist damit erklärbar, dass alles Erleben inkarniert (lat. incarnatio, Fleischwerdung), sich also in körperlichen Strukturen manifestiert und spürbar wird. Heute wissen wir, dass auch weniger gravierende Ereignisse, wie unerwartete Brüche in beruflichen Beziehungen oder Kränkungen in Paarbeziehungen, dauerhafte körperliche und psychische Belastungssymptome nach sich ziehen können (Besser-Siegmund, Siegmund 2001; Servan-Schreiber 2006). Ferner löst der Ausschluss aus sozialen Gemeinschaften starke Stressreaktionen aus. Auch wurden bei einer Studie, die die Folgen leichter Verkehrsunfälle untersucht hat, bei über fünfzig Prozent (!) der Betroffenen im Folgejahr neu psychische Erkrankungen diagnostiziert (Yehuda u. a. 1998). Wider Erwarten traten überwiegend Depressionen, Angstattacken, Essstörungen und Alkoholmissbrauch auf (die letzteren beiden bauen kurzzeitig Stress ab); die erwartete posttraumatische Belastungsstörung kam unter den Symptomen indes am seltensten vor.

Beispiel Plötzlich konnte ich meine Schultern, Arme und Hände nicht mehr bewegen. Ich konnte nicht mehr schlafen und hatte Herzrasen. Das EKG beim Arzt zeigte eine reale Herzrhythmusstörung an. Mit der Zeit realisierte ich, dass die Symptome mit Erfolgen einhergingen. Jedes Mal, wenn ich meine Sache gut machte, kamen die körperlichen Störungen. Im Büro wurde ich zunehmend ausgegrenzt, war nicht mehr beim gemeinsamen Mittagessen willkommen. Als ich dann befördert wurde, sprachen sie nicht mehr mit mir. Statt zu feiern, musste ich in die Physiotherapie, um meine Schultern und Arme wieder zu mobilisieren.

All diese Erkenntnisse veranschaulichen die Sensibilität der menschlichen Psyche und zeigen, dass sogenannte »kleine Traumata« weithin unterschätzt werden. Werden belastende Erlebnisse nicht bzw. traumatisch verarbeitet, hinterlässt dies psychische und körperliche Spuren, wirkt negativ auf die Lebensqualität und das Verhalten und begünstigt Krankheitsverläufe. Zwecks Überlebenssicherung tendieren Menschen dazu, positive Erfahrungen schneller zu vergessen als negative. Positive Informationen zur eigenen Person werden eher ausgeblendet als negative; wenn jemand gut über uns redet, uns ein Kompliment macht oder uns lobt, »überhören« wir das eher, als wenn uns jemand kritisiert. Kinder und Erwachsene mit der Neigung, Erfahrungen positiv zu verarbeiten, sind resilienter gegenüber psychischen Störungen als jene, die Erfahrungen negativ verarbeiten (Disner u. a. 2011).

Stresserlebnisse sind oft starke Wirkfaktoren im Krankheitsgeschehen. Die Anleitung zur Selbstwahrnehmung und gezielter Stressabbau können daher eine positive Entwicklung in Gang setzen. Auch ist es wirksam, über die Art der Verarbeitung zu reflektieren, also darüber, ob einem Menschen das Glas stets halb voll oder halb leer erscheint. Erst wenn Menschen sich und ihren Körper wahrnehmen, können sie Stressoren identifizieren, konstruktive Bewältigungsstrategien entwickeln und Belastungen abbauen.

EINLADUNG ZUR SELBSTERFAHRUNG
Nehmen Sie wahr, ob und wo Sie latente Traumata mit sich tragen. Wenden Sie die Techniken des Stressabbaus (EB) im Downloadbereich an und beurteilen Sie deren Wirksamkeit. Halten Sie Ihre Erkenntnisse im Journal fest.

Entwicklung und Lernen in sozialen Beziehungen

Bisher wurde deutlich, dass das soziale Umfeld im wahrsten Sinne des Wortes *prägend* auf körperliche Strukturen, das Verhalten und die psychische Gesundheit wirkt. Menschen entwickeln ihre Persönlichkeit und Fähigkeiten innerhalb und durch das soziale Umfeld. In der frühkindlichen Entwicklung sind körperliche Spiegelung und emotionale Kommunikation *die* Kanäle, über die Beziehung und Lernen stattfinden. Auch bei späteren Lernprozessen ist die Beziehung zwischen den Lehrenden und Lernenden zentral. Das menschliche Gehirn ist auf Handlungsvorstellungen und Empfindungen ausgerichtet und durch die Spiegelneurone wird es möglich, konkrete Abläufe anhand eines Vorbilds zu verinnerlichen, also »am Modell zu lernen«. Positive Erfahrungen erleichtern, Informationen nachhaltig abrufbar zu speichern. Gleichzeitig führen Stress und Belastungen dazu, dass die Memorierfähigkeit abnimmt (Bauer 2008).
Damit wird deutlich, in welchem Maße ein belastendes, beziehungs- und reizarmes Umfeld persönliche Ressourcen zu binden vermag. Die besten genetischen Veranlagungen brauchen positive Stimulation, damit sie sich entfalten können. Beispielsweise ist Empathie *nicht* angeboren, sie entwickelt sich durch Beziehung (Bauer 2006). Belastende Beziehungen hingegen lösen Stress aus, fordern Aufmerksamkeit, senken die Motivation, das Konzentrations- und Lernvermögen und behindern die persönliche Entwicklung. Menschen, die dauerhaft bedrohlichen Erfahrungen ausgesetzt waren, weisen eine verminderte Hirnsubstanz auf und zeigen Beeinträchtigungen der Merk- und Erinnerungsfähigkeit. Es gilt heute als erwiesen, dass durch traumatisch verarbeitete Ereignisse die Nervenzellnetzwerke der Gedächtnisfunktionen zurückgebildet werden und das Gehirn schneller altert (Bauer 2016).

Beispiel Ich bemerke seit rund vier Jahren – seit den 63 Elektroschocks –, dass meine Memorierfähigkeit merklich abgenommen hat. Spreche ich meinen Psychiater darauf an, meint er: »Das kommt dann schon wieder, Sie müssen Geduld haben.«

Nicht nur Intelligenz und Fleiß entscheiden über die persönliche Entwicklung, über Erfolg und Misserfolg, auch das Umfeld nimmt einen stark prägenden Einfluss darauf. Bei vielen Betroffenen psychischer Erkrankungen liegt großes Potenzial brach, das sich durch liebevolle Beziehung und Stressabbau oft heben lässt.

PRAXISANLEITUNGEN *Sammeln positiver Ereignisse,* **MB** | *Lernfördernde Körperinterventionen,* **KB**

EINLADUNG ZUR SELBSTERFAHRUNG

Was fühlen Sie angesichts dieser Inhalte? Wie schätzen Sie Ihr Potenzial ein? Ist es eine reich gefüllte Schatzkammer, die stets neue bereichernde Erfahrungen freigibt? Oder fühlt sich Ihr persönliches Potenzial verschlossen oder gar inexistent an? Führen Sie die Interventionen »Sammeln positiver Ereignisse« (**MB**) und »Lernfördernde Körperinterventionen« (**KB**) durch und gestalten Sie Ihre Erkenntnisse in Ihrem Journal.

Neuroplastizität und positive Lernfaktoren

So erheblich die Auswirkungen sozialer Belastung auf die Persönlichkeitsentwicklung und Lernfähigkeit eines Menschen auch sind, es existieren auch ermutigende Tatsachen. Das Gehirn wird nicht einmalig und für immer geprägt, seine Strukturen sind vielmehr plastisch, also formbar, und wandeln sich aufgrund sogenannter Neuroplastizität fortwährend. Oft wiederholte Prozesse festigen die entsprechenden neuronalen Netzwerke und steigern deren Strukturstabilität (Bauer 2016). Bekannte Handlungen geschehen geläufig, einschließlich ihrer mentalen, emotionalen und körperlichen Aspekte. Nicht nur psychisch, auch auf körperlicher Ebene entstehen Automatismen, die, je öfter sie wiederholt werden, desto reibungsloser ablaufen. Werden neuronale Strukturen jedoch nicht gebraucht, so lösen sie sich auf. Durch ihr Tun und Sein formen Menschen ihr Gehirn, einschließlich aller damit zusammenhängenden Fähigkeiten. Das Gehirn entwickelt und verändert sich exakt in Bezug zu seiner Nutzung (Renz-Polster, Hüther 2013).

Dies bedeutet, dass aus physiologischer Sicht der Wandel von Denken, Fühlen und Verhalten bis hin zu körperlichen Strukturen möglich ist. Gerade bei Gefühlen der Ausweglosigkeit und Resignation ist es hilfreich, wenn Menschen um die Wandelbarkeit ihres Gehirns wissen. Psychische Krankheitssymptome entstehen nicht nur durch äußere Belastungen und Sachzwänge, sondern auch durch wiederholte Denk-, Gefühls- und Handlungsprozesse. An diesem Punkt lässt sich anknüpfen, um schwierigen oder herausfordernden Situationen in Zukunft besser begegnen zu können und die Selbstwirksamkeit zu stärken.

Beispiel Es fühlt sich an wie Tag und Nacht. Seit ich meine Belastungen bearbeitet und meine Traumata abgebaut habe, bin ich lernfähig geworden. Alles geht mir heute wunderbar leicht von der Hand.

Während innerer Wandel durch intrinsisch motiviertes, bewusstes Gehen neuer Wege geschieht, gibt es zahlreiche äußere Faktoren, die die menschliche Entwicklungs- und Lernfähigkeit fördern. Emotionale Geborgenheit durch sichere Bindung und ein stimulierendes Umfeld regen nicht nur Kinder an, neue Dinge zu erforschen, und steigern deren Lernfähigkeit. Auch Erwachsene lernen nachweislich besser, wenn sie entspannt und positiv gestimmt sind, durch gelingende Beziehung und in Kooperation mit anderen. Dies gilt sowohl für funktionale Lernprozesse, wie sie in Ausbildungen stattfinden, als auch für das implizite Lernen, zu dem beispielsweise die Persönlichkeitsentwicklung zählt (Ambühl, Grawe 1988).

Lernen gehört aufgrund der Neuroplastizität lebenslang zu den biologischen Möglichkeiten. Sind sich Menschen dessen bewusst, lernen sie einfacher. Erfolgserlebnisse, gerade auch im Meistern persönlicher Herausforderungen, stärken wiederum die Selbstwirksamkeitserwartung, also die Überzeugung, eine bestimmte Anforderungssituation mithilfe eigener Fähigkeiten erfolgreich bestehen zu können (Bandura 1986, 1997). Es entsteht ein sogenannter »high performance cycle« (Locke, Latham 2002), ein Kreislauf, bei dem individuelle Ziele erreicht und die Leistungsfähigkeit nach jedem Erfolg steigt; dessen Aufwand durch positive Ergebnisse belohnt und bei dem das Selbstvertrauen gestärkt wird. Dies wiederum mobilisiert Energie zum Avisieren weiterer Ziele und zieht neue Erfolgserlebnisse nach sich.

Bildlich gesehen eröffnet integrative Begleitung neue Wege, die sich durch stetes Begehen von unwegsamen Pfaden zusehends zu bequemen Spazierwegen entwickeln. Gleichzeitig verwildert der selbstschädigende Weg mangels Begehens, bis er nicht mehr erkennbar ist. Begleitende können Betroffenen ihre Wandlungsfähigkeit bewusst machen, indem sie den Fokus auf Erfolge legen und anhand erreichbarer Ziele das Lernvermögen für Betroffene erfahrbar machen (auch »vitale Evidenzerfahrung« genannt; Röhricht 2011).

Begleitende können das Lernen von Betroffenen durch sichere Beziehung unterstützen, indem sie positive Emotionen, Selbstständigkeit (eigenständiges Handeln), Selbstkompetenz und intrinsische Motivation fördern und Wissen um die Neuroplastizität und Entwicklungsfähigkeit des Individuums vermitteln.

PRAXISANLEITUNGEN *Neu denken, neu handeln,* **VB** | *Erfolge würdigen – Pausen einführen,* **MB**

EINLADUNG ZUR SELBSTERFAHRUNG
In welchen Bereichen haben Sie persönliche Wandlungsfähigkeit bereits erlebt? Wo haben Sie das Gefühl, dass Wandel niemals möglich ist? In welchen Lebensbereichen möchten Sie Wandel erfahren? Testen Sie die Anleitungen »Neu denken, neu handeln« (**VB**) und »Erfolge würdigen – Pausen einführen« (**MB**) auf ihre Wirkung und halten Sie Ihren Prozess fest.

Verhalten und Verhaltenstheorien

Im menschlichen Verhalten kommen bewusste, aber auch eine Vielzahl unterbewusster psychischer Inhalte zum Ausdruck. Verhalten umfasst alle Ebenen der Lebensregulation und wird durch Bedürfnisse, Erfahrung und Beziehungsmotivation innerhalb des jeweiligen Umfeldes gelenkt. Körperlich eingeschriebenes Wissen z.B. über Stressoren, gelingende Bedürfnisbefriedigung und Beziehungsgestaltung sowie Emotionen, Selbstgefühl und Selbstbild wirken auf Verhalten ein. So ist Verhalten von multiplen Faktoren abhängig. Auch dysfunktionales Verhalten verfolgt stets den Zweck, das körperliche und psychische Gleichgewicht innerhalb von Gegebenheiten bestmöglich aufrechtzuerhalten.

Beispiel Obwohl ich merkte, dass alle notwendigen Begabungen reichlich vorhanden waren, schaffte ich es doch immer wieder, Misserfolge zu erzeugen. Irgendwann fragte ich mich, was mir diese denn bringen. Ich realisierte, dass sie mir Zuwendung, Akzeptanz und einen Platz in meiner Familie einbrachten.

Es gibt verschiedene Theorien, wie Verhalten erlernt wird. Eine der bekanntesten ist die klassische Konditionierung nach Iwan Pawlow. Ende des 18. Jahrhunderts hat der russische Psychologe die Verknüpfbarkeit von Reiz und Reaktion erkannt und damit die Grundlagen für die Verhaltensforschung und behavioristischen Lerntheorien geschaffen. Diese Verknüpfbarkeit ist bis heute, beispielsweise an unseren Haustieren, zu beobachten.

Beispiel *von Manuela Grieser* Ich habe eine Hündin, Rayka. Sie hat gelernt, Wiener Würstchen aus Geschenkpapier auszuwickeln. Immer, wenn sie das Würstchen aus dem Papier wickelt, raschelt es. An Weihnachten, zum Geburtstag und an besonderen Tagen darf sie ein Würstchen auspacken und fressen. Heute beginnt Rayka bereits zu sabbern, wenn ich Geschenke für meine Kinder einpacke. Auch wenn das Geschenk nicht für sie ist. Immer, wenn es raschelt, sitzt sie erwartungsvoll neben mir in der Küche und schaut mich an.

Was ist passiert? Rayka wurde konditioniert. Sie hat gelernt, dass wenn Papier raschelt, kurz darauf eine Belohnung (Würstchen) folgt. Der Stimulus (Papierrascheln) und die Reaktion (Vorfreude, Speichelbildung) sind so miteinander verknüpft, dass die Reaktion auch dann auftritt, wenn das Papierrascheln unabhängig vom Würstchen erfolgt.

Über Konditionierung erlernen auch Menschen Reiz-Reaktions-Mechanismen. Zwei Ereignisse, die zeitlich nahe aufeinanderfolgen, werden gekoppelt. Anfassen der heißen Herdplatte führt zu Schmerz, kindliches Toben zu Aufmerksamkeit. Häufige Wiederholungen von Reiz-Reaktions-Mechanismen festigen diese aufgrund der Neuroplastizität. Verhaltensweisen lassen sich dabei zwischen inneren (z.B. Angst vor Geschwindigkeit) und äußeren (Achterbahnen meiden) unterscheiden.

Die Pawlow'sche Theorie der klassischen Konditionierung, bisher an Hunden beobachtet, wurde im Jahr 1920 vom Psychologen John Watson und Kollegen in einem umstrittenen Experiment am Menschen durchgeführt (Bodenmann u. a. 2016). Einem neun Monate alten Jungen namens Albert wurden zur Vorabklärung eine Ratte, ein Hase, Hund und Affe sowie verschiedene Felle und Masken dargeboten. Albert zeigte bei keinem der Objekte Angst. Beim Experiment wurde Albert eine weiße Ratte vorgesetzt. Er interessierte sich für die Ratte und begann, mit ihr zu spielen. In dem Moment schlug Watson im Hintergrund auf eine Metallstange und verursachte ein lautes Geräusch. Albert erschrak und begann zu weinen. Watson wiederholte den Vorgang. Immer dann, wenn Albert die Ratte sah und Kontakt zu ihr aufnahm, schlug Watson auf die Metallstange. Nach nur sieben Wiederholungen weinte Albert bereits, wenn er die Ratte sah, ohne dass ein lauter Knall erfolgte.

Was ist geschehen? Watson verknüpfte die unangenehme Erfahrung »lauter Knall« mit der eingangs angenehmen Erfahrung »weiße Ratte«. Bereits wenige Wiederholungen dieser Reizverknüpfung reichten aus, um ohne negativen Reiz (lauter Knall) die Reaktion »Weinen« hervorzurufen. Seither hatte Albert Angst vor weißen Ratten. Menschen neigen zum Assoziieren, da sie Ähnliches mit Ähnlichem abspeichern – folglich weitet sich auch ihre Angst aus. Albert bekam Angst vor allen Tieren mit weißen Haaren und vor hellen flauschigen Gegenständen.

Konditionierung kann rückgängig gemacht, also »gelöscht« werden. Dies wird Extinktion genannt. Im Fall vom erwachsenen Albert würde es bedeuten, dass er – ironischerweise wohl mit psychologischer Unterstützung – erkennt, dass weiße Ratten und flauschige Gegenstände in ihm großen Stress auslösen, obwohl sie eigentlich harmlos sind. Wird sich Albert dessen bewusst, braucht er liebevolle Selbstzuwendung, um sich mit seiner Angst, die er trotz besseren Wissens verspürt, anzunehmen. Daraufhin wird Albert vom Begleiter in einen Entspannungszustand geführt. Beim Gedanken »weiße Ratte, flauschiger Gegenstand« nimmt er seine körperlich gespeicherte traumatische Erfahrung »lauter Knall« wahr. Die Erinnerung daran tritt mittels Empfindungen, Gefühlen und inneren Bildern auf. Albert wird Mühe haben, die Belastung in Worte zu fassen, da er sich zur Zeit des Experiments im vorsprachlichen Entwicklungsalter befand (Besser-Siegmund, Siegmund 2001). Nimmt er die Belastung wahr, wird die Psychologin oder der Prozessbegleiter mit ihm so lange mittels geeigneter Techniken Stress abbauen, bis die Inhalte auf ein Minimum abgemildert sind. Mit denselben Techniken kann Albert auch positive Gefühle von Sicherheit und Geborgenheit manifestieren.

Ganzheitliche Begleitung öffnet Räume der Reflexion, der Emotions- und Körperarbeit, um negative Reiz-Reaktions-Verbindungen positiv zu ersetzen. Primär bedingt es, dass Betroffene negative Konditionierung vorwiegend durch Reflexion bewusst wahrnehmen. Begleitende können Betroffene weiter darin unterstützen, Techniken des Stressabbaus anzuwenden.

PRAXISANLEITUNGEN *SORKC-Verhaltensanalyse,* **VB** | *Stressabbau,* **EB**

EINLADUNG ZUR SELBSTERFAHRUNG

Wo nehmen Sie eigne Konditionierungen wahr? Erkennen Sie Reiz-Reaktionsmuster, die ohne Ihr bewusstes Zutun ablaufen? Falls Sie belastende Muster auflösen möchten, wenden Sie die Techniken »SORKC-Verhaltensanalyse« (**VB**) und »Stressabbau« (**EB**) an. Führen Sie auch die Tools »Selbstwahrnehmung« (**EB**) sowie »Der erste Impuls« (**KB**) durch und halten Sie Ihre Erkenntnisse im Journal fest.

Operante Konditionierung nach Skinner

In den folgenden Abschnitten werden zwei Verhaltenstheorien detaillierter vorgestellt, die für den ganzheitlichen Ansatz von besonderer Bedeutung sind. Die Vorgänge, wie Repräsentationen neuronal angelegt und Verhalten konditioniert wird, zeigen, dass auch destruktive Verhaltensweisen, die infolge psychischer Erkrankungen auftreten, *erlernt* werden. Der auf Behaviorismus, d.h. auf Verhaltenswissenschaften spezialisierte Psychologe Burrhus Skinner (Gluck u. a. 2010) beforschte Mitte des 19. Jahrhunderts den Zusammenhang zwischen Belohnung und Bestrafung. Er führte Experimente an Mäusen mittels sogenannter operanter Konditionierung durch. Dabei ließ er auf eine bestimmte

Handlung der Maus eine positive oder eine negative Reaktion folgen. Durch Belohnung und Bestrafung passten die Mäuse ihr Verhalten an. Sie handelten so, dass sie positive Erfahrungen machten und negative vermeiden konnten. Wir bezweifeln die ethische Vertretbarkeit von Tierversuchen, dennoch erklären sie menschliches Verhalten.

Das Prinzip von Belohnung und Bestrafung – operante Konditionierung

Eine Maus sitzt im Käfig. Im Käfig ist ein Hebel angebracht, den die Maus drücken kann. Außerdem gibt es eine Vorrichtung für Futter, eine Lampe und einen Boden, der sich unter Strom setzen lässt.

Positive Verstärkung Die Maus bekommt immer dann Futter, wenn sie den Hebel betätigt. Die Maus drückt den Hebel häufiger.

Negative Verstärkung Der Käfigboden steht unter Strom. Drückt die Maus den Hebel, geht der Strom aus. Negatives (Stromschlag) fällt weg. Die Maus drückt den Hebel öfter.

Positive Bestrafung Die Maus bekommt einen Stromschlag, wenn sie den Hebel drückt. Die Maus drückt den Hebel seltener.

Negative Bestrafung Der Maus wird stets das Futter weggenommen, wenn sie den Hebel drückt. Sie drückt den Hebel nicht mehr.

Positive Verstärkung unter bestimmten Bedingungen Die Maus bekommt nur dann Futter, wenn sie den Hebel drückt, während die Lampe im Käfig leuchtet. Sie muss also ihr Verhalten an eine bestimmte Bedingung oder Situation knüpfen.

Dadurch dass Menschen biologisch und psychisch auf positive soziale Beziehung ausgerichtet sind, wird die Reaktion des Umfelds als Belohnung oder Bestrafung empfunden. Zuwendung, emotionale Resonanz und Mitgefühl werden als Belohnung gewertet, während Missfallen, Abschätzung, Beziehungsentzug oder Ausgrenzung Stress auslösen und als Bestrafung wirken. So prägt die soziale Resonanz das Verhalten des Individuums. Benimmt sich ein Kind konform, wird es durch Zuwendung belohnt, weicht sein Verhalten vom erwünschten ab, entzieht ihm die Mutter die Aufmerksamkeit oder zeigt Missfallen. Bei Konditionierung, wie sie in der Schule zur Anwendung kommt, werden Kinder z.B. mit einem Punkt belohnt, wenn sie ihre Aufgaben mitbringen, und erhalten bei zehn Punkten ein kleines Geschenk.

Bereits konditioniertes Verhalten kann aufgelöst oder abgemildert werden, indem nicht darauf reagiert wird und die soziale Resonanz ausbleibt. So tobt das

Kind im Supermarkt, da es weiß, dass Oma ihm daraufhin Süßigkeiten kauft. Der Vater hingegen kauft ungerührt weiter ein. Die Wahrscheinlichkeit, dass das Kind bei ihm erneut solches Verhalten zeigt, ist gering. Gesundes Verhalten wird ebenfalls durch Ignorieren und Mangel an Zuwendung abgeschwächt. Erfährt dasselbe Kind auf sein eifriges, kreatives, lustvolles Handeln wiederholt keine positive Resonanz, so wird es seinen Selbstausdruck abschwächen und jenes Verhalten zeigen, das ihm am meisten Zuwendung einträgt (Boadella, Röhricht 2011).

Beispiel *von Manuela Grieser* Alle drei Stunden ruft eine Klientin aus ihrem Wochenendurlaub auf der Station an. Sie droht mit Suizid und sagt, sie schaffe es nicht. Die Fachpersonen sind zugewandt, fürsorglich und unterstützend. Oft durfte die Klientin frühzeitig zurückkommen und wurde umsorgt. Nach dem 21. Versuch entschieden die Pflegenden, der Klientin die Verantwortung für sich selbst zurückzugeben. Als diese erneut aus dem Urlaub anrief und mit Suizid drohte, antworteten sie, dass diese in den Therapien alles gelernt habe, was sie brauche. Sie solle ihr Können anwenden und in zwei Tagen auf der Station vorbeischauen. Nachdem die Fachpersonen mehrmals auf diese Weise reagiert hatten, begann die Klientin, erste positive, selbstständige Erfahrungen im Wochenendurlaub zu machen.

Die Studien von Pawlow, Watson und Skinner sind die Grundlagen für Verhaltensanalysen. Sie zeigen auf, dass hinter jedem Verhalten auch der Wunsch nach Bedürfnisbefriedigung steht. Folglich ist es in der Praxis hilfreich, die Bedürfnisse hinter negativem Verhalten zu erkennen. Weitere Modelle (siehe S. 134) und entsprechende Tools dienen den Begleitenden, mit Betroffenen Verständnis für destruktives Verhalten zu erlangen und Handlungsspielräume zu erarbeiten. So lernen Betroffene, ihre Bedürfnisse zu erkennen, diese positiv zu befriedigen und die Auswirkung ihres Verhaltens zu antizipieren, also vorausschauend zu erfassen. Sie werden unterstützt, stets aufs Neue förderliches Verhalten zur Bedürfnisbefriedigung zu wählen, bis sich dieses durch die Neuroplastizität als Gewohnheit manifestiert (siehe S. 77).
Das Prinzip von Belohnung und Bestrafung kann in der ganzheitlichen Genesungsbegleitung transparent gemacht werden. Begleitende können veranschaulichen, welches Verhalten welche Konsequenzen nach sich zieht. Legen sie ihre Handlungsmotivation offen, können sie – wie im beschriebenen Praxisbeispiel – Beziehungsgestaltung nutzen, um auf das Verhalten der Betroffenen einzuwirken. So geben sie die Selbstverantwortung zunehmend den Betroffenen ab.

Begleitende können Positives verstärken, indem sie Erfolge der Betroffenen sichtbar machen und sich darüber freuen. Negatives können sie verstärken, indem sie Raum für dessen belastende Auswirkung schaffen, ihre Wahrnehmung ungeschönt und empathisch teilen sowie je nach Beziehungsdynamik Betroffenheit oder Gleichmut zeigen.

PRAXISANLEITUNGEN *Das Gute des Schlechten; Stärken und Ressourcen fördern,* **VB** | *Tortenmodell der Bedürfnisse und Aktivitäten,* **MB**

EINLADUNG ZUR SELBSTERFAHRUNG
Gibt es Beziehungen, bei denen Sie Ihre Verhaltensmuster hinterfragen? Wo unterstützen Sie zu viel und entheben andere damit von ihrer Verantwortung? Ändern Sie empathisch und klar Ihr Verhalten und nehmen Sie wahr, was beim Gegenüber geschieht. Oder geben Sie mehr liebevolle Unterstützung und nehmen Sie auch deren Wirkung wahr. Wo nehmen Sie eigenes negatives Verhalten wahr? Ergründen Sie Ihre Bedürfnisse dahinter durch die Übung »Das Gute des Schlechten« (**VB**). Halten Sie Erfahrung und Erkenntnisse gestaltend und schreibend in Ihrem Journal fest.

Gute Gewohnheiten einführen nach Wood

Die Erkenntnisse über die Neuroplastizität und Konditionierung zeigen, wie Gewohnheiten entstehen. Diese geschehen automatisch und benötigen nur minimale Aufmerksamkeit des Bewusstseins. Gewohnheiten ermöglichen, Wichtiges zu fokussieren. Sie machen einen Großteil der Alltagshandlungen aus und wirken auf positive wie negative Weise stark auf die Gesundheit.
Gute, zielführende Gewohnheiten unterstützen Genesungsprozesse auf stete Weise. Sie bringen Menschen ihren Zielen konstant näher und brauchen wenig mentale Energie zur Umsetzung. Gute Gewohnheiten dienen dazu, die Grundbedürfnisse nach körperlicher und geistiger Nahrung, nach Bewegung, Entspannung und sozialem Austausch grundlegend positiv zu befriedigen. Sind sie einmal implementiert, so kann der Mensch seine Ressourcen für wichtige Themen nutzen.
Gute Gewohnheiten einzuführen und vor allem schlechte abzulegen, stellt für alle Menschen eine Herausforderung dar. Wendy Wood (2019), Psychologieprofessorin, erforscht Gewohnheiten und belegt anhand zahlreicher Studien, dass Gewohnheiten eine zentrale Rolle in der Lebensgestaltung spielen. So werden Ziele nachweislich zu einem großen Prozentsatz verfehlt, werden sie allein mit Willensanstrengung angestrebt. Selbst dem willensstärksten Menschen gelingt es nicht, sich bei jeder Handlung stets von Neuem für das gewählte Ziel zu ent-

scheiden. Alleinige Willensstärke lässt ihn trotz seiner Bemühungen versagen. Vielmehr braucht er nutzbringende Gewohnheiten, die ihn darin unterstützen, seine Ziele zu erreichen. Wood kristallisierte hinderliche und treibende Kräfte heraus, die Menschen helfen, gute Gewohnheiten einzuführen und schädliche abzulegen.

Hindernde und treibende Kräfte (nach Wood 2019)

Hindernde Kräfte (engl. restraining forces): Indem das, was schadet, gemieden wird, bereits bevor es in Sicht- und Reichweite liegt, werden gegenüber destruktiven Gewohnheiten hinderliche Kräfte eingeführt. Der Zugriff zu Schädlichem wird erschwert. Bekannte und Freunde mit belastenden Gewohnheiten sowie Umfelder, die schädliche Gewohnheiten fördern, werden gemieden.
Treibende Kräfte (engl. driving forces): Indem das, was dient, in unmittelbarer Reichweite platziert wird, werden förderliche, erleichternde Kräfte für positive Gewohnheiten eingeführt. Naheliegende Lösungen werden bevorzugt. Erreichbarkeit und Durchführbarkeit positiver Handlungen werden konkret und praxisbezogen gefördert. Soziale Kontakte und Umfelder, die positive Gewohnheit unterstützen, werden aufgesucht. Regelmäßiges und zeitgleiches Durchführen positiver Handlungen wird mit Hilfsmitteln (Timer, Kalender) gestützt. Für positive Handlungen wird Zeit eingeplant.

Beispiel Eine junge Frau mit Körperbildstörungen muss jedes Mal, wenn sie vor dem Spiegel steht, ihr Aussehen prüfen. Danach fühlt sie sich schlecht und unzulänglich. Die Begleitende sucht mit ihr nach Lösungen, wie sie die Umgebung gestalten und hindernde Kräfte gegenüber ihrem Verhalten einführen kann. Die Klientin verhängt nun immer den Spiegel mit einem Tuch, bevor sie duscht oder badet. Sie entspannt sich beim Baden und empfindet ein positives Körpergefühl. Dennoch gönnt sie sich selten ein Bad, da sie denkt, sie habe dies nicht verdient. Die Begleitende erarbeitet mit ihr einen Wochenplan, auf dem an zwei Tagen »Vollbad« als Auftrag steht. Dazu verfasst die Klientin eine Checkliste: Aromabad bereitstellen, Spiegel verhängen, Bad einlassen, Duftessenz hinzugeben. Bad genießen, den Körper im warmen Wasser spüren, Wasser über die Stirn laufen lassen, Kribbeln wahrnehmen. Die junge Frau schaut auch, dass die Duftessenzen greifbar, Wochenplan und Checkliste sichtbar sind. Die Begleitende reflektiert mit ihr das Badeerlebnis; sie erfragt und verankert besonders die positiven Körpererfahrungen.

Auf diese Weise wird die Schwelle zum Durchführen negativer Gewohnheiten erhöht und für positive Handlungen gesenkt. Unabhängig davon, ob der Wunsch nach konstanter Medikamenteneinnahme, Gewichtsreduktion, Abstinenz von Suchtmitteln oder regelmäßiger Bewegung besteht, die Prinzipien zur Umsetzung bleiben dieselben. Damit positive Handlungen als Gewohnheit, also ohne Willensanstrengung stattfinden, braucht es schließlich Geduld und Wiederholung. Erst dauerhafte Anwendung erzeugt neue stabile neuronale Verknüpfungen und ermöglicht es, Handlungen mit Leichtigkeit durchzuführen. Auch lohnt es sich, beispielsweise *den Nutzen* negativer Gewohnheiten, wie den Suchtmittelkonsum, zu erkennen, um zu positiver Bedürfnisbefriedigung zu gelangen. Damit finden Menschen auch zu Verständnis und Mitgefühl gegenüber sich selbst und ihren destruktiven Handlungen.

Fachpersonen und informell Begleitende können gemeinsam mit den Betroffenen Strategien ausarbeiten, um hinderliche und förderliche Kräfte im Genesungsprozess einzusetzen. Dabei unterstützt das Wissen über die Wirkung guter Gewohnheiten und deren Einführung. Hilfreich ist auch, wenn Betroffene lernen, Prokrastination, also Herausschieben, sowie das Abwägen von Pro- und Kontra-Argumenten zu vermeiden, sodass sie schnell »gedankenlos« in die positive Handlung kommen. Weiter dient es, zu ergründen, welches Bedürfnis hinter der negativen Gewohnheit liegt, um sie positiv ersetzen zu können. Letztlich ist es wichtig, den Erfolgsdruck niedrig zu halten, Misserfolge einzuplanen und, besonders in diesem Fall, liebevolle Zuwendung zu vermitteln. Auf diese Weise lernen Betroffene, positive Handlung zu wiederholen – bis sie zur Gewohnheit werden.

PRAXISANLEITUNG *Neu denken, neu handeln,* **VB**

EINLADUNG ZUR SELBSTERFAHRUNG

Welche neue Gewohnheit möchten Sie sich aneignen? Nutzen Sie die beschriebenen hinderlichen und treibenden Kräfte. Möchten Sie eine negative Gewohnheit ablegen, so finden Sie zuerst heraus, wozu Ihnen diese dient. Nutzen Sie dazu die Praxisanleitungen »Das Gute des Schlechten« (**VB**) sowie »Neu denken, neu handeln« (**VB**).

Beziehung, Verhalten und Gesundheit in der Prozessbegleitung

Die Auswirkung sozialer Beziehung auf Körper, Psyche und Verhalten zeigt, dass Empathie und Zuwendung die erklärten Heilmittel für psychische Erkrankungen sind. Genauso, wie belastende Beziehungen seelischen und körperlichen Schaden anrichten, wirken liebevolle Beziehungen heilsam.
Zahlreiche Studien belegen die positive Wirkung von Psychotherapie; sie kann bis zu einer Veränderung körperlicher Strukturen führen (Ambühl, Grawe 1988). Als Substitut (sozusagen als Ersatzmittel) einer unterstützenden und klärenden Alltagsbeziehung ist Psychotherapie nachweislich wirksam, um einen Wandel im Verhalten, Fühlen und den körperlichen Prozessen herbeizuführen. Diese Erkenntnisse lassen sich auf die Begleitung von Fachpersonen und informell Pflegenden übertragen. Wie beschrieben, fördern auch sie durch positive Beziehung die Genesung ihrer Klientinnen und Klienten. Ihr Zuwachs an Wissen und Können vermag die Wirkung ihrer persönlichen und fachlichen Kompetenz noch zu verstärken.

Beispiel *von Manuela Grieser, Nicole Amrein, Maja Lo Faso* In unseren gemeinsam durchgeführten Fachkursen zu Adhärenz unter der Leitung von Manuela Grieser zeigt sich jeweils in der abschließenden Fallbesprechung berührend, wie heilsam die Beziehungsgestaltung mit Klientinnen und Klienten wirkt. Fachpersonen berichten über Entwicklungsschritte gar bei chronisch Erkrankten und über die positive Wirkung ihrer empathischen, respektvollen Haltung, die die Selbstwirksamkeit der Betroffenen fördert.

Damit professionell und informell Begleitende Beziehung als Heilmittel einsetzen können, ist es wichtig, dass sie ihren Körper, ihre Emotionen, Gefühle und mentalen Prozesse kennen und eigene Entwicklungs- oder Genesungsprozesse durchlaufen haben.

PRAXISANLEITUNGEN *Wandel des Selbstbilds; Entwicklungsräume öffnen,* **MB**

EINLADUNG ZUR SELBSTERFAHRUNG
Welche bisherigen Inhalte sind Ihnen persönlich wichtig? Was davon können Sie für Ihr eigenes Leben nutzen? Was inspiriert Sie? Führen Sie die »Selbstwahrnehmung« (**EB**) durch. Wählen Sie eine der drei Fragen aus: Welche persönlichen Themen treiben mich an? Was ist meine Motivation zur therapeutischen oder begleitenden Beziehung? Welchen emotionalen Nutzen ziehe ich aus meinem Beruf? Begeben Sie sich mit der Frage in einen meditativen Zustand

und beobachten Sie innere Bilder, Empfindungen und Gedanken. Oder denken Sie vor dem Einschlafen daran und nehmen Sie Ihre Träume wahr. Die Fragen betreffen Ihr tiefstes Inneres und Ihre Biografie, gehen Sie also liebevoll mit sich um. Vielleicht tragen Sie sie eine Zeit lang mit sich herum, ohne Antworten zu finden. Schreiben Sie Ihre Auseinandersetzung in Ihr Journal und gestalten Sie nach Wunsch.

Genesungsprozesse ganzheitlich begleiten

Die verschiedenen Ebenen der Lebensregulation – der Körper, die Gefühlswelt und der Geist – bieten somit zahlreiche Ansatzpunkte, um Genesungsprozesse ganzheitlich begleiten und fördern zu können. Auch die Bedeutsamkeit sozialer Beziehungen eröffnet mannigfaltige Ressourcen in der Prozessbegleitung. Kann eine betroffene Person einen Impuls aufnehmen, wirkt er sich auf ihre gesamte innere Ordnung aus. So löste im Eingangsbeispiel ein Eichhörnchen bei einer Klientin ein Gefühl von Verbundenheit aus, das Ereignis veränderte zugleich die soziale Beziehung zu der Therapeutin und brachte sie einander näher.

Übergeordnet stellt sich bei der ganzheitlichen Prozessbegleitung die Frage, auf welcher Ebene sich ein Mensch mehrheitlich aufhält, wie er sich dort organisiert und welche Ebenen im Ausgleich zu stärken sind. Beispielsweise finden Menschen mit hohem Bildungsniveau bei psychischer Erkrankung durch Konditionierung oft keinen Zugang zur Gefühlswelt, Kreativität und Inspiration. Gleichzeitig sind sie mit reflexiven Prozessen überfordert, ihre kognitiven Ressourcen sind erschöpft (Boadella, Röhricht 2011). Über Körperarbeit können sie ihren Emotionalbereich wahrnehmen, übermäßiges Containment, also Selbststrukturierung, abbauen und finden so zurück ins Leben. Andere wiederum, die sich kreativ und inspiriert in Strukturlosigkeit verlieren und dadurch erkranken, genesen durch Psychoedukation, Sachlichkeit und Strukturaufbau.

Fachpersonen und informell Begleitende sollten sich bei der Auswahl der Anleitungen, Übungen oder Techniken daran orientieren, ob körperliche, emotionale und mentale Prozesse ausgeglichen sind: Wird bei einer Klientin oder einem Klienten eine Ebene übermäßig fokussiert, ist oft Unbelebtheit der anderen zu beobachten. So leidet jemand unter einer somatoformen Störung, konsultiert fortwährend Spezialistinnen und möchte dringend seine körperlichen Beschwerden loswerden. Gleichzeitig hat er weder Bezug zu seinen emotionalen und geistigen Prozessen, noch stellt er seine Symptome und Lebenssituation in Zusammenhang. Die Fixierung auf die somatischen Phänomene verstärkt diese und erschwert die Genesung. Mittels Imagination und Kreativität kann es ihm gelingen, die Körpersymptome, das Unterbewusste, »sprechen« zu

lassen. Dadurch kann er Bezug zu seinen Emotionen, seiner Lebenssituation und Biografie finden. Erst die ausgewogene Beheimatung auf allen Ebenen der Lebensregulation und gezielter Belastungsabbau ermöglichen Genesung.
In diesem Kapitel leiten wir von den Grundlagen die Eckpfeiler ganzheitlicher Begleitung ab, um für Betroffene und deren Familien einen Raum für Veränderung zu schaffen. Dabei gehen wir auf die Beziehungsgestaltung, die Haltung und den Prozessablauf ein und überlegen, wie aus dem großen Angebot an Interventionen eine Auswahl getroffen werden kann, die die Ressourcen der Klientinnen und Klienten fördern. Darüber hinaus identifizieren wir Stolpersteine der ganzheitlichen Begleitung und stellen diese lösungsorientiert vor.

PRAXISANLEITUNGEN *Der Situation Gestalt geben; Arbeit mit Bildkarten,* **GB** | *Entwicklungsräume öffnen,* **MB** | *Stärken und Ressourcen fördern,* **VB**

EINLADUNG ZUR SELBSTERFAHRUNG
Nehmen Sie wahr, auf welcher Ebene der Lebensregulation Sie sich aufhalten. Wann sind Sie in Ihren Sinnesempfindungen verankert? Wann im Gefühlsbereich oder wann in Ihren geistigen Prozessen? Wie finden Sie einen Ausgleich? Nehmen Sie auch Ihre Mitmenschen und Ihr Gegenüber wahr. Wo halten diese sich gerade auf? Beginnen Sie, *zu fühlen*, welche Ebene für Ihr Gegenüber eine Bereicherung sein könnte. Haben Sie Ideen, welche Interventionen Ihnen als Ausgleich dienen könnten?

Die Interventionsebenen der Begleitenden

Das Bestreben, bei der ganzheitlichen Begleitung alle Ebenen der Lebensregulation und soziale Beziehungen miteinzubeziehen, eröffnet zahlreiche und äußerst vielseitige Anwendungen und Techniken. Rechnen wir darüber hinaus ein, dass Begleitende (wünschenswerterweise!) kreativ und situativ handeln, so gehen die Interventionsmöglichkeiten weit über das hinaus, was wir hier und im Downloadmaterial beschreiben könnten.

Beispiel *von Manuela Grieser, Nicole Amrein, Maja Lo Faso* Wir halten seit Tagen eine Weiterbildung in einem Raum mit geschlossenen Fenstern und kalter, lauter Ventilation. Viele Teilnehmende stören sich daran, Erkältungen breiten sich aus. Eine Studentin dreht die Störung in ihr Gegenteil um, indem sie eine Bilderreise anleitet, den Klang der Ventilation als Geräusch des Fliegers einbaut, der uns alle an einen warmen, schönen Ort bringt. Wir kehren erholt zurück. Beglückt über die wohltuende Wirkung bemerken wir nur noch einen Bruchteil der Störung durch die Ventilation. <

Um zu vermeiden, dass Anleitungen und Techniken beliebig eingesetzt werden und um Menschen auf ihren Genesungswegen Orientierung hinsichtlich der vielfältigen Möglichkeiten zu bieten, braucht es therapeutische Resonanz; Bedürfnisse müssen erkannt, situative Störungen und Möglichkeiten – wie die Ventilation – wahrgenommen und der Prozess muss verstanden werden. Letzteres fördern wir durch die systemischen Prozessmodelle nach Scharmer (siehe S. 153) und Campbell (siehe S. 148), durch Beispiele und den Pflegeprozess unter integrativen Gesichtspunkten (siehe S. 161). Bei der ganzheitlichen Prozessbegleitung sind darüber hinaus zwei Bereiche von Bedeutung, die es zu unterscheiden gilt: der aktive Kompetenzbereich der Begleitenden und jener der Betroffenen, auf den Begleitende – wenn überhaupt – nur indirekt Einfluss nehmen.

Der Kompetenzbereich der Begleitenden umfasst deren Empathie und Fähigkeit zur Beziehungsgestaltung, ihre Haltung und ihr Menschenbild, das Öffnen und Verknüpfen der Ebenen der Lebensregulation sowie gezieltes Fördern von Struktur oder Kreativität. Diese Ebene lässt sich mit dem nährenden Boden und ausgewogenen Verhältnis von Sonne und Regen vergleichen, die einer Pflanze das ideale Klima bieten, um wachsen und gedeihen zu können.

Der Kompetenzbereich der Betroffenen stellt deren intrinsische Motivation, Charakterstärken, Lernen, Entwicklung und Selbstwirksamkeit dar. Auf ihn nehmen Begleitende nur indirekt Einfluss. Vielmehr sind es die Betroffenen selbst, die aktiv werden und ihren Weg suchen, straucheln, aufstehen, weitergehen und sich innerlich neu ausrichten. Diese Ebene ist mit jener einer gedeihenden Pflanze vergleichbar. Findet sie ihren Lebenswillen und trifft auf gute Bedingungen, wächst sie aus eigener Kraft.

Abbildung 6 **Interventionsebene und Selbstkompetenz**

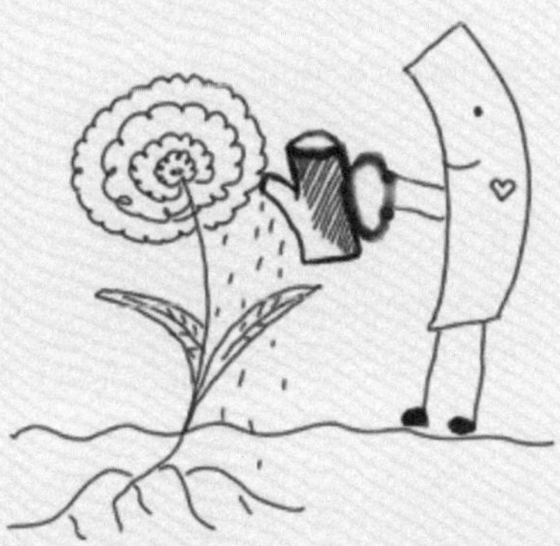

EINLADUNG ZUR SELBSTERFAHRUNG

Nehmen Sie bei der Begleitung wahr, wann Ihre aktive Unterstützung dient und wann die Selbstkompetenz Ihres Gegenübers gefordert ist. Wann unterstützt es den Prozess, wenn Sie aktiv handeln, und wann, wenn Sie die Dinge geschehen lassen? Gibt es Momente, in denen Sie zu viel oder zu wenig intervenieren? Welches ist Ihre Tendenz?

In den folgenden Abschnitten beschreiben wir, wie Begleitende aktiv auf den Genesungsprozess einwirken und worauf dabei zu achten ist. Im Anschluss daran zeigen wir, wie sie die Selbstkompetenzen Betroffener passiv unterstützen können.

Beziehungsgestaltung

Die Beziehungsgestaltung mit Betroffenen einer psychischen Erkrankung oder in einer Krise ist die unmittelbarste aktive Interventionsebene, die Begleitenden zur Verfügung steht. Studien belegen, dass gelingende therapeutische Beziehung und der Grad des Sich-verstanden-Fühlens durch die Fachperson über den Therapieausgang entscheiden (ELLIOTT u. a. 2011, 2018; GELLER, GREENBERG 2012). Sicherheitsspendende, validierende, also die Lebenswelt der Betroffenen anerkennende Beziehungen wirken auf das Gehirn analgesierend, d.h. schmerzlindernd (PANKSEPP 2011). Davon lässt sich ableiten, dass Beziehungsgestaltung der Schlüssel zum Erfolg jeder professionellen und informellen Begleitung ist.

Folgende Punkte sind bei der Beziehungsgestaltung relevant:

Bedingungslose Akzeptanz Indem Begleitende das subjektive Empfinden der Betroffenen als gültig anerkennen, validieren sie deren Realität und vermitteln das Gefühl, mit dieser »in Ordnung« zu sein. Unter der Voraussetzung, bedingungslos mit allen Symptomen angenommen zu sein, können Betroffene spiegelnd lernen (siehe S. 67). Ihre Selbstakzeptanz und -fürsorge wachsen.

Präsenz, Offenheit und Interesse Sind Fachpersonen präsent, stellt sich bei den Klientinnen und Klienten ein Gefühl von Sicherheit ein. Präsenz bedingt, den Moment bewusst zu erleben und sich vollumfänglich auf die betroffene Person zu konzentrieren. Begleitende richten sich körperlich, emotional, kognitiv und spirituell, d.h. mit ihrem »siebten Sinn«, auf die Begegnung aus (GELLER, GREENBERG 2012; GELLER u. a. 2010). Dafür legen sie eigene Sorgen, Theorien, Annahmen und Therapiepläne beiseite – sie werden achtsam gegenüber inneren und äußeren Impulsen. Durch Präsenz entsteht eine Haltung der Offenheit und des Interesses. Präsenz, Offenheit und Interesse entscheiden über den Erfolg der therapeutischen Genesungsbegleitung.

Empathie Durch Empathie, Einfühlsamkeit und Warmherzigkeit können Fachpersonen auf der emotionalen Ebene nachempfinden, was Betroffene bewegt und welche Bedeutungen sie den Dingen beimessen. Empathische Begleitung ermöglicht Betroffenen, spiegelnd zu Selbstliebe und -fürsorge angesichts ihrer psychischen Herausforderungen zu finden.

Therapeutische Resonanz Präsenz, Interesse und Empathie führen zu therapeutischer Resonanz. Spiegelndes Mitschwingen mit den Betroffenen befähigt Begleitende, nebst dem Fachwissen die Intuition zu nutzen. Dies setzt Körper- und Selbstwahrnehmung voraus. Sie ermöglichen, die Absichten, Gefühle, Verstrickungen, Wünsche und Ressourcen des Gegenübers zu erkennen und im Prozessgeschehen zu nutzen. Vermögen Begleitende zudem, ihren Körper und ihre Stimme bewusst einzusetzen, können sie nonverbal verschiedene Ebenen der Lebensregulation ansprechen (siehe »Stimmbildung«, **KB**).

→ **Beispiel** *von Manuela Grieser, Nicole Amrein, Maja Lo Faso* Eine junge Studentin stand den Inhalten der Körperarbeit in der ganzheitlich angelegten Weiterbildung spürbar skeptisch gegenüber. Kam Körperarbeit zum Einsatz, pausierte sie anfangs oft und schaute skeptisch bis gelangweilt zu. Mit der Zeit nahm sie sich einen Tennisball und spielte während des Unterrichts damit. Beim Vortragen ihrer Abschlussarbeit beschrieb sie mit fröhlicher, offener Mimik, wie sie die Beziehung zu ihrer Klientin erfolgreich über Körperarbeit aufbaute und sich beide darin näherkommen konnten, obwohl vieles sie in ihrer Lebenswelt sonst trennte. <

Authentizität und Abgrenzung Begleitende und Betroffene erfahren ihre Beziehung mithilfe von Spiegelneuronen; Begleitende können Gefühle der Betroffenen nachempfinden, beobachtetes Verhalten spiegeln und die Körpersprache ihres Gegenübers validierend übernehmen. Auch Betroffene schwingen mit der Persönlichkeit der Begleitenden mit – sie nehmen diese durch empfundene Schutzlosigkeit oder mangelnde Abgrenzung oft gar verstärkt wahr. Betroffene *fühlen* die Begleitenden, einschließlich deren Absichten, persönlichen Ungereimtheiten und Grenzen. Damit Begleitende eine authentische therapeutische Beziehung, mit gegebenenfalls klarer, empathischer Abgrenzung eingehen können, bedingt es, dass sie sich und ihre Biografie kennen und persönliche innere Widersprüche integriert haben.

Transparenz und Selbstoffenbarung Transparenz, z.B. über die eigene Haltung und das Prozessgeschehen, ermöglicht es, Betroffenen auf Augenhöhe zu begegnen. Beziehung auf Augenhöhe nährt die intrinsische Motivation und Selbstkompetenz der Betroffenen. Weiter ist beim Beziehungsaufbau das Eingestehen von Verletzlichkeit ein wirksames Mittel, um zwischenmenschliche Nähe und Gegenwärtigkeit herzustellen. In einer Studie baute eine Gruppe, die 45 Minuten über persönliche Themen sprach, deutlich mehr Nähe auf als jene, die allgemeine Inhalte thematisierte (Aron u. a. 1997). Diese Erkenntnisse legen nahe, dass auch Fachpersonen und informell Begleitende ihre Empfindsamkeit – der Beziehungsdynamik angepasst – preisgeben dürfen.
Entwicklungsorientierung Für eine gelingende therapeutische Beziehung ist es letztlich wichtig, den Fokus auf die Ressourcen und gesunden Anteile der Betroffenen zu legen. Dies setzt Vertrauen in deren Entwicklungsfähigkeit und in das Vorhandensein von Lösungen voraus. Damit Begleitende nicht nur theoretisch ressourcen- und lösungsorientiert sind, sondern auch über Erfahrungswissen verfügen, bedingt es, dass sie eigene Entwicklungsprozesse reflektiert durchlaufen haben.

Merkmale einer gelingenden therapeutischen Beziehung

Eine transparente, authentische und empathische therapeutische Beziehung ist für die ganzheitliche Prozessbegleitung wesentlich. Sie ist von bedingungsloser Akzeptanz, Offenheit, Präsenz und Interesse geprägt und ist auf die Ressourcen der Betroffenen sowie auf Entwicklung ausgerichtet. Fühlen sich Menschen mit psychischen Herausforderungen verstanden und ernst genommen, stärkt dies ihre Entwicklungs- und Reflexionsfähigkeit, ihre Selbstakzeptanz und Selbstfürsorge.

PRAXISANLEITUNGEN *Naturarbeit,* **GB** | *Biografiearbeit,* **MB**

EINLADUNG ZUR SELBSTERFAHRUNG

Wo sind Sie stark in der Beziehungsgestaltung? Ist Offenheit, Präsenz, Empathie oder Abgrenzung Ihre Stärke? Welche Themen lassen Sie straucheln? Was brauchen Sie, um präsent, empathisch, authentisch und entwicklungsorientiert sein zu können? In welchen Bereichen möchten Sie Ihre Persönlichkeit weiterentwickeln? Und wie möchten Sie dies tun? Führen Sie die Praxisanleitung »Naturarbeit« (**GB**) durch oder lassen Sie sich dadurch zu einer eigenen Umsetzung inspirieren. Halten Sie Ihre Erkenntnisse gestaltend im Journal fest.

Symptome erfassen und den Prozess gestalten

Neben dem Beziehungsaufbau ist das Erfassen der Krankheitsphänomene und die entsprechende Prozessgestaltung eine zentrale Interventionsebene der Begleitenden. Der herkömmliche pflegerische Ansatz orientiert sich dabei am Pflegeprozessmodell: Probleme, Ursachen und Symptome erfassen, Ressourcen erkennen, Zielsetzungen und Maßnahmen zusammen mit dem Klienten festlegen und diese evaluieren. Aus diesem Blickwinkel sieht eine Herausforderung so aus:

→ **Beispiel** *von Manuela Grieser* Ich begleite eine Klientin, die wegen eines Burn-outs in Behandlung ist. Sie kommt zu mir, um für Auftrittssituationen, die konfliktbehaftet sind und mit Symptomen wie Herzrasen, Schwitzen und Zittern der Stimme einhergehen, Techniken der Stressreduktion zu erlernen. Mein Auftrag besteht darin, ihr die Zusammenhänge von Körperlichkeit und Stress näherzubringen und ihr ein Programm der Stressreduktion zu vermitteln. Dabei orientiere ich mich an dem Pflegeprozess. <

Im psychiatrischen Alltag gibt es jedoch sehr häufig komplexe Situationen, in denen Auftrag, Weg und Ziel weder klar erkenn- noch formulierbar sind. In diesen Situationen stoßen Fachpersonen und Begleitende mit dem linearen Vorgehen des Pflegeprozesses an Grenzen und bedürfen eines systemischen, breiter gefassten Ansatzes. Unserer Erfahrung nach funktioniert der Pflegeprozess dann nicht, wenn zu viele Faktoren bei den Klientinnen und Klienten wechselwirkend im Zentrum stehen, was bei psychischen Erkrankungen häufig vorkommt. In diesem Fall arbeiten wir mit dem Prozessmodell nach Scharmer (siehe S. 153) oder der Heldenreise nach Campbell (siehe S. 148). Bei beiden Modellen werden Lösungen nicht zielgerichtet angestrebt, sie kristallisieren sich vielmehr auf einem ergebnisoffenen Weg heraus. Der Lösungsweg zeigt sich, indem Kognition, Emotionen, Körperempfindung, Motivation und Lebenssinn gleichsam Beachtung finden. Dadurch mobilisieren Betroffene ihre Ressourcen und erkennen intrinsisch motiviert *ihren persönlichen Weg*. Blicken wir multidimensional auf das soeben geschilderte Krankheitsgeschehen, sieht dieses wie folgt aus:

→ **Beispiel** *von Manuela Grieser* Ich begleite eine Klientin, die wegen eines Burn-outs in Behandlung ist. Sie leidet sehr unter der Erkrankung, weiß nicht, wie sie mit den Symptomen umgehen soll. Sie hat Stress im Beruf, bei öffentlichen Auftritten und im Umgang mit ihrem Chef. Ihm gegenüber fühlt sie sich klein und wertlos. In der Beziehung zu ihrem Mann vermutet sie eine weitere

Ursache für ihre Erkrankung und denkt über Trennung nach. Sie kann sich dazu aber nicht durchringen, da ihre Eltern sie gelehrt haben, in Beziehungen auszuharren. Nach jedem Telefonat mit den Eltern oder dem Ehemann stürzt die Klientin in Krisen, in denen sie sich tief in die Unterarme kratzt und den Kopf an die Wand schlägt. <

Die Lebenswelt der Klientin mehrdimensional betrachtet, zeigt, dass Auftrittskompetenz, also die Fähigkeit, selbstbewusst, überzeugend und authentisch aufzutreten, und Stressabbau zur Genesung nicht ausreichen werden, sondern es tieferer Veränderungsprozesse bedarf. Um ihre Lebenskrise zu überwinden, braucht sie einen konstruktiven Umgang mit ihren Emotionen, Bedürfnissen und Glaubenssätzen.

Psychische Erkrankungen können vielfältige Ursachen haben, die im Spannungsfeld multipler innerer und äußerer Faktoren liegen. Menschen sind somit herausgefordert, ihren Genesungsweg innerhalb eines mehrdimensionalen Feldes zu gehen. In den folgenden Abschnitten zeigen wir, wie Begleitende der Komplexität von Lebensrealitäten und Herausforderungen gerecht werden und tiefgreifende Unterstützung bieten können.

PRAXISANLEITUNGEN *Entwicklungsräume öffnen,* **MB** | *SORKC-Verhaltensanalyse,* **VB**

EINLADUNG ZUR SELBSTERFAHRUNG

Denken Sie an unterschiedliche berufliche und private Herausforderungen. Wie gehen Sie diese an? Geradlinig und zielorientiert? Oder versuchen Sie, das Gesamtbild zu erfassen? Wann dient Geradlinigkeit, wann das Gesamtbild? Welche Herangehensweise praktizieren Sie mehrheitlich? Gestalten Sie Ihre Überlegungen im Journal.

Achtsamkeit, Selbst- und Körperwahrnehmung

Ziel- und handlungsorientiertes Vorgehen sind vielen vertraut. Sie entsprechen unserer Kultur des Vorwärtsstrebens – und sind wertvoll. Jedoch bergen sie die Gefahr übermäßigen Aktivismus‘ und einer eingeschränkten Sicht, wie beim Beispiel der Klientin, die wegen eines Burn-outs in Behandlung ist, deutlich wurde. Das Streben nach Genesung kann Begleitende *und* Betroffene daran hindern, im Moment und in sich selbst anzukommen, um die Mehrdimensionalität einer Herausforderung zu erfassen. Angesichts der Bedeutung körperlicher und emotionaler Prozesse braucht es verstärkte Körper- und Selbstwahrnehmung sowie Achtsamkeit, um Räume zu öffnen und Ressourcen zu heben. Es braucht die Fähigkeit, im Hier und Jetzt zu verweilen und sich selbst auf allen Ebenen wahrzunehmen.

Körperwahrnehmung richtet den Fokus auf den Körper. Der Bodyscan (KB), das vertiefte Wahrnehmen einzelner Körperteile und der Atmung, dient als Einstieg in zahlreiche Praxisanwendungen. Körperwahrnehmung schließt für einen Moment andere Inhalte des Seins aus und konzentriert sich auf die Interozeption und Propriozeption, also auf Wahrnehmungen aus dem Körperinneren und das Empfinden der Glieder, ihres Gewichts, ihrer Ausrichtung zueinander und im Raum. Damit stellt Körperwahrnehmung den Bezug zur physischen Realität her. Dieses Vorgehen kann bei geistiger Überaktivität, Angst, Wahnvorstellungen, allzu fluidem Bewusstsein oder mangelndem Realitätsbezug unterstützen, da es Gedanken verlangsamt, erdet und das Selbst im Körper verankert.

Selbstwahrnehmung weitet die Körperwahrnehmung auf Emotionen, Gefühle, geistige Inhalte und Handlungen aus. Sie kann in alltäglicher Hektik entstehen, indem eine Person gewahr wird, dass sie ihre Mahlzeit rennend verschlingt, während ihre Füße schmerzen und sie aufgebracht über ihre Kollegin ist. Oder Selbstwahrnehmung kann, wie die Körperwahrnehmung, im formalen Setting mit dem Ziel innerer »Bestandsaufnahme« geübt werden. Möglicherweise tritt dabei ins Bewusstsein, dass eine Person ihren Symptomen und negativen Emotionen verurteilend gegenübersteht und dass diese Selbstverurteilung zu weiterer Emotionsdysregulation führt. Damit ist Selbstwahrnehmung ein schlichtes Werkzeug der Prozessbegleitung ohne ideellen Anspruch. Sie dient dazu, die Resonanz mit der Welt und sich selbst zu erkennen, um sich zu verstehen und freier handeln zu können.

Achtsamkeit geht einen Schritt weiter. Als buddhistische meditative Grundpraxis wird Gegenwärtigkeit und umfassende Wahrnehmung mit dem Ziel praktiziert, Leiden loszulassen (Hanh, Mecklenburg 1997). In der psychologischen Praxis sind Achtsamkeitsübungen beforscht sowie anerkannt und dienen dazu, einen annehmenden Umgang mit Belastungen zu erreichen. Achtsamkeit wird im psychiatrischen Bereich als absichtsvolle, wertfreie Aufmerksamkeit beschrieben, die sich auf den gegenwärtigen Moment richtet (Kabat-Zinn 1982). Achtsam sein bedeutet demnach, die Gegenwart wertfrei und bewusst mit all ihren Facetten wahrzunehmen und anzunehmen, die Aufmerksamkeit absichtlich auf den Moment zu lenken, dabei nicht mental abzuschweifen und, wenn doch, wertfrei zurück in die Gegenwärtigkeit zu finden. Erwünschte und unerwünschte Erfahrungen werden anerkannt, was zu einer »weitwinkligen«, von Neugierde, Offenheit, Interesse und Bewusstseinsklarheit geprägten Aufmerksamkeit führt (Kabat-Zinn 1998). Achtsamkeitstraining hat zum Ziel, die Beziehung des Menschen zu seinen inneren Ereignissen zu verändern, einen flexiblen Wechsel zwischen Aktion und Metakognition zu ermöglichen, also die Beobachterposition gegenüber Gedanken und Emotionen einzunehmen. Als Metakompetenz beeinflusst Achtsamkeit alle Ebenen der Lebensregulation. Es kommt zur Fusion von Gedanken und Handlungen; der Einfluss negativer Bewusstseinsinhalte auf das Verhalten wird schwächer.

Begleitende können Genesung je nach Bedarf durch Achtsamkeit, den seienden, annehmende Weg, sowie durch Selbstwahrnehmung, den aktiv handelnden Weg, unterstützen. Sein und Handeln ergänzen sich. Beiden Ansätzen ist gemein, dass sie für Sinneswahrnehmung und alle Ebenen der Lebensregulation sensibilisieren.

PRAXISANLEITUNGEN *Atemarbeit; Achtsamkeitsübungen,* **KB** / *Selbstwahrnehmung,* **EB**

EINLADUNG ZUR SELBSTERFAHRUNG
Trainieren Sie Ihre Körper- und Selbstwahrnehmung. Nehmen Sie wahr, wann Ihnen annehmende Akzeptanz oder lösungsorientiertes Handeln mehr dient. Welches Verhalten liegt Ihnen näher? Welches möchten Sie ergänzend kultivieren? Nehmen Sie bei der Begleitung wahr, wann Prozesse durch annehmende Achtsamkeit oder zielorientiertes Handeln begünstigt werden. Halten Sie Ihre Erkenntnisse im Journal fest.

Zeit und Raum

Ein weiterer Einflussbereich der Begleitenden liegt in der Gestaltung von Zeit und Raum. Viele Menschen mit psychischen Erkrankungen haben ein anderes Zeiterleben. Sie sind nicht auf Tempo und Produktivität eingestellt. Bevor sie sich auf den Prozess einlassen können, benötigen sie oft erst Zeit, um sich zu entspannen. Warten Fachpersonen und Angehörige (innerlich) darauf, dass »es vorwärtsgeht«, fühlen Betroffene sich gedrängt oder blockiert. Studien in der Arbeitswelt konnten zeigen, dass äußerer Druck die Arbeitsqualität und die Kreativität senkt. Bekommen Menschen hingegen Raum und Zeit, sind sie in der Regel produktiver und kreativer (Hasler 2018). Diese Erkenntnis lässt sich auf Genesungsprozesse übertragen: Das Gras wächst nicht schneller, wenn man daran zieht. Menschen benötigen Zeit und Raum, um Entwicklungsschritte zu gehen.

Sich Zeit zu nehmen und den Raum für das gegenwärtig Wichtige zu öffnen bedarf der Achtsamkeit, Entschleunigung, Anwesenheit und Präsenz. Dies steht alltäglichen Gewohnheiten oft konträr entgegen. Gelingt es, wird alles, was der Genesung dient, abrufbar. Biografie, Lebenswelt, Ressourcen, intrinsische Motivation und Familiensystem – sie alle sind im Körpergedächtnis der

Betroffenen repräsentiert. Durch Zeit und Raum treten die wichtigen Inhalte ins Bewusstsein und führen zu Lösungen.

Begleitende öffnen innerlich und im Kontakt mit den Betroffenen den Raum für die Prozessarbeit durch das Gefühl, über *alle notwendige* Zeit zu verfügen. Sie stellen für die Arbeit einen Raum der Ruhe, fern von Eile und Streben, bereit.

PRAXISANLEITUNG *Zeit und Raum öffnen,* **MB**

EINLADUNG ZUR SELBSTERFAHRUNG

Öffnen Sie Zeit und Raum für sich selbst. Stehen Ihnen z.B. zwanzig Minuten zur Verfügung, so stellen Sie sich vor, Sie legen alles Unnötige beiseite und nehmen nur den Moment, Ihr Sein und Tun wahr. Unabhängig davon, ob Sie in Rückenlage atmen, eine Übung des Stressabbaus durchführen, eine Gedankenreise oder kleine Gestaltung machen; seien Sie präsent und achtsam. Wie lange fühlen sich Ihre zwanzig Minuten an? Gestalten und reflektieren Sie in Ihrem Journal.

Die innere Haltung der Begleitenden

Nebst Beziehungsgestaltung, Mehrdimensionalität und Präsenz ist die innere Haltung der Begleitenden wirkungsvoll. Positive Wendepunkte geschehen aus eigener Motivation heraus; Menschen können einander weder retten noch zu Gesundheit und Glück hinsteuern. Erfolg versprechend ist hingegen, wenn Betroffene (zunehmend) die Führung im Prozess übernehmen.

Begleitende können Menschen mit psychischen Herausforderungen unterstützen, ihre Ziele zu finden und ihr ganzes Streben – einem Magneten gleich – darauf auszurichten. Damit fördern sie deren intrinsische Motivation und überlassen ihnen die Prozesssteuerung. Die Betroffenen werden zu Kapitäninnen und Kapitänen ihres Lebensschiffes und führen dieses in Richtung ihrer Ziele – bei Wind und Sturm. Als zuverlässige Wegbegleiterinnen und Wegbegleiter sind ihnen die Fachpersonen oder informell Begleitenden behilflich, ihre Ziele stets aufs Neue zu avisieren. Sie vermitteln Fähigkeiten (Skills), um auf rauer See zu bestehen bzw. ihren Genesungsweg zu gehen.

Damit Betroffene im Prozess führen können, zu ihren Zielen und ihrer intrinsischen Motivation finden, brauchen Begleitende Akzeptanz. Was sie für sich selbst als richtig erkennen, muss nicht dem entsprechen, was Betroffene suchen. Möglicherweise schätzt jemand ein gutes Leben mit der Sucht als erreichbar ein, anstelle nach Abstinenz zu streben. Oder ein Mensch findet *mit* seinen Krankheitssymptomen einen guten Umgang und einen sozial integrierten Weg, also einen, bei dem er in der Gesellschaft eingebunden ist. Indem Pflegende *nicht* helfen, sondern Begleitung und Beziehung anbieten und die Vielfalt subjektiv richtiger Lebensentwürfe begrüßen, nähren sie die Selbstkompetenz der Betroffenen. Mithilfe von Fragen können sie gegenwärtige und ferne Ziele sowie intrinsische Motivation der Betroffenen ermitteln:

Fragen zur Gegenwart Begleitende fragen die Betroffenen, was *jetzt* wichtig und aktuell ist, und erkundigen sich nach dem heutigen Ziel, dem nächsten Schritt: »Was brauchen Sie heute? Was möchten Sie jetzt lernen? Was darf heute Positives geschehen, damit Sie Ihre Schritte gehen können? Was brauchen Sie, damit die Sitzung aus Ihrer Sicht gut verläuft?«

Fragen zur Zukunft Begleitende ermitteln die größere Perspektive, das übergeordnete Ziel: »Was möchten Sie längerfristig? Wie soll Ihr Leben in drei Jahren aussehen? Was muss geschehen, damit die Entwicklung in eine positive Richtung verläuft?« Hat die betroffene Person ihr übergeordnetes Ziel gefunden, so können Begleitende nach dem nächsten Schritt in dessen Richtung fragen. Betroffene brauchen für ihre innere Ausrichtung und intrinsische Motivation beides: kurzfristig erreichbare und langfristige Ziele.

Gestalterische Umsetzung von Zielen Schließlich geht es darum, die Ziele näher zu beschreiben und zielführende Handlungen abzuleiten: Begleitende können dazu ein Brainstorming vorschlagen, bei dem die Betroffenen alle möglichen Handlungen beispielsweise auf Karten schreiben oder Bilder und Collagen gestalten. Anschließend erfragen sie, wie sie ihre Handlungsmöglichkeiten beurteilen: »Welche Handlungen sind naheliegend und bringen Sie Ihren Zielen jetzt näher? Haben Sie die notwendigen Fähigkeiten, um diese Handlungen auszuführen? Können Sie sich diese Fähigkeiten aneignen? Wie tun Sie dies? Gibt es Empfindungen, Gefühle, Gedanken, die Ihnen bei der Umsetzung im Weg stehen? Wie gehen Sie mit diesen um?« Die Betroffenen können die Optionen visualisieren, Bilder dazu gestalten, diese auf dem Boden auslegen, sich auf jede einzelne Möglichkeit stellen, dabei spontane Körperreaktionen, Gefühle, Gedanken und innere Bilder wahrnehmen (siehe Übungen zur »Körperresonanz«, **KB**).

Empathische Fragen sind zentral, damit Betroffene zu ihren Zielen und ihrer intrinsischen Motivation finden. Die Begleitenden öffnen dafür Zeit und Raum. Möglicherweise benötigen die Klientinnen und Klienten eine oder mehrere Sitzungen, bis sie ihre Ziele in sich aufkeimen fühlen, sie benennen und avisieren können.

PRAXISANLEITUNG *Zielfindung*, **MB**

EINLADUNG ZUR SELBSTERFAHRUNG
Können Sie den Betroffenen die Verantwortung für ihren Genesungsprozess und letztlich für ihr Leben übergeben (außer in akuten Krisensituationen)? Wann können Sie dies? Wann gelingt es Ihnen nicht und aus welchem Grund nicht? Gibt es Momente, in denen Sie die Führung übernehmen? Wie fühlen Sie sich körperlich und emotional, wenn Sie die Führung zu sehr übernehmen, wie, wenn Sie Verantwortung abgeben? Halten Sie Ihre Erkenntnisse im Journal fest.

Dynamik des Krankheitsgeschehens

Eine letzte aktiv beeinflussbare Ebene liegt in der Dynamik des Krankheitsgeschehens. Einerseits kann bei einer psychischen Erkrankung ein (krank machendes) Übermaß an Containment, also an Eingrenzung, Struktur und Haltung beobachtet werden. Dieses äußert sich dadurch, dass das Denken, Fühlen, Bewegen und Handeln eingeschränkt, starr, abgetrennt ist. Andererseits zeigt sich ein Mangel an Containment; es treten Phantasmen (Illusionen), Realitätsverlust, Emotionsüberflutung sowie Strukturlosigkeit auf (Boadella, Röhricht 2011). Gleichzeitig sind beide Qualitäten der Struktur und Kreativität wertvoll und bergen zahlreiche Ressourcen. Begleitende können bei der Auswahl ihrer Interventionen folglich zwischen kreativem Selbstausdruck und Strukturaufbau unterscheiden. Dabei ist es wichtig zu bedenken, dass bei einer Erkrankung, je nach Lebensbereich und Phase, zu viel *und* zu wenig Containment bestehen können.

Beispiele Für meine Mutter war nicht genug, was ich leistete. Mein Bruder meinte, ich könne kein Mathe. Meinem Vater war ich egal. Und so gab ich alles, was ich hatte. Gemeinsam mit meiner Bulimie schloss ich das Abitur (inklusive Mathe) mit Bestnote ab. Essen half mir beim Lernen. Später testete ich (immer noch erkrankt) teure Restaurants. Dort war die Etikette alles. Noch heute ist mir Anstand sehr wichtig. Ich respektiere gerne gesellschaftliche Gepflogenheiten und befolge Benimmregeln.

Ich bin alle drei Monate umgezogen. Mein Eigen nannte ich einen Rucksack, zwei Holzkistchen und zeitweise auch ein Bett. Die Welt blieb für mich auf diese Weise ein freundlicher Ort, und immer, wenn sie diese Freundlichkeit zu verlieren drohte, zog ich weiter. Dabei war mein Geist erfüllt mit Fantasie. Ich war offen für alle spirituellen, kreativen Konzepte, die die Welt erklärten. So lag ich in der Hängematte am Waldrand, rauchte eine Haschischzigarette und fühlte mich eins mit dem Kosmos.

Kreativer Selbstausdruck

Kreativer Selbstausdruck eignet sich, wenn Menschen eingrenzende psychische und körperliche Strukturen aufgebaut haben, wenn Empfindungen, Emotionen und Gedanken eingeschränkt oder abgespalten sind und wenn sich ihr Verhalten nach eng strukturierten, oft äußeren Vorgaben richtet. In diesem Fall bringt Kreativität Raum für Bewegung und Selbstausdruck. Es bedarf der Öffnung innerer Räume, neuen Denkens und Fühlens außerhalb des engen Erlebnisrahmens. Oder, um es mit den Worten Einsteins zu sagen: »Probleme kann man niemals mit derselben Denkweise lösen, durch die sie entstanden sind.«

Physisch helfen Interventionen, die zu Wohlgefühl, Körperintelligenz, Dynamik und Vitalität führen (Boadella, Röhricht 2011). Einatmen, Gähnen, Strecken und Ausklopfen des Körpers dienen ebenso wie Entspannung und spontane, kreative Bewegung.

Emotional kann durch Atemarbeit und Selbstwahrnehmung erschlossen werden. Methoden wie Focusing (EB) helfen Betroffenen, ihren Emotionalbereich zu beleben, und geben ihren Empfindungen und Bedürfnissen Raum.

Mental dienen Interventionen, welche die Rationalität erweitern, wie Imagination, Bilderreisen oder Perspektivwechsel. Auch ist es hilfreich, zu erkennen, wozu der betroffenen Person die eng gesetzten Grenzen dienen und wovor sie sie schützen.

Beim Verhalten greifen alle Interventionen, die schrittweise von Struktur und Kontrolle ablassen, die kreativ, gestalterisch und spontan sind.

PRAXISANLEITUNGEN *Malen, Bauen, Gestalten,* **GB** | *Bilaterale Bewegungen,* **KB** | *Lebenssinn und Spiritualität,* **MB**

Strukturaufbau

Das Fördern von Struktur eignet sich bei Personen, die Symptome durch wenig Containment, also wenig Eingrenzung, mangelnde Stabilität und Selbstorganisation, übermäßige Fluidität und Dynamik, zeigen. Verlangsamung, Körper- und Selbstwahrnehmung, Halt gebende, realitätsbezogene Interventionen und praktische Struktur bieten in diesem Fall Unterstützung.

Physisch geschieht dies durch die Wahrnehmung des Skelettes, Bodenkontakt und Erdung, durch die Selbstmassage von Füßen, Rücken und der körperlichen Konturen mittels Tennis- und Igelball. Die körperliche Struktur wird durch Ausatmen, Seufzen und Loslassen verstärkt.

Emotional bedeutet Strukturaufbau das Aushalten, Eingrenzen und Abbauen von Emotionsüberflutungen. So gilt es z.B., Wut auszuhalten, darunterliegende

Verletzungen zu fühlen und Bedürfnissen nach Zuwendung und Nähe nachzugeben, ohne sich dabei zu verlieren (Boadella, Röhricht 2011). Stressabbau, Selbstwahrnehmung und positive Selbstzuwendung sind die Mittel der Wahl.
Mental fördern Realitätsbezug und Reflexion den Strukturaufbau. Auch ist hilfreich, zu erkennen, welchen Nutzen Strukturlosigkeit für die betroffene Person birgt und wovor sie sie schützt.
Beim Verhalten wirken Tagesstruktur, Therapiepläne regelmäßige soziale Verpflichtungen und gute Gewohnheiten strukturierend. Dabei wird die Veränderungsmotivation des Betroffenen gesucht.

PRAXISANLEITUNGEN *Neu denken, neu handeln,* **VB** | *Körperliche Interventionen,* **KB** | *Stressabbau,* **EB**

EINLADUNG ZUR SELBSTERFAHRUNG
Wo sind Sie stark? Struktur oder Kreativität? Wann leben Sie welche Qualität? Was haben Sie auf Ihrem Bildungsweg gelernt? Wo könnte Ihnen welche Qualität nützlich sein? Welche Qualität möchten Sie vermehrt pflegen? Halten Sie Ihre Erkenntnisse gestaltend und schriftlich in Ihrem Journal fest.

Die Selbstkompetenz der Betroffenen

Neben dem Bereich, den professionell und informell Begleitende aktiv gestalten, ist bei der Prozessbegleitung der Kompetenzbereich der Betroffenen bedeutsam. In diesem dürfen Begleitende die Entwicklung vertrauensvoll beobachten und ihren Klientinnen und Klienten überlassen. Metaphorisch betrachtet öffnen Begleitende durch Interventionen einen Raum, in dem die Betroffenen *ihre Erfahrungen* machen und *ihre Schritte* gehen. Finden Menschen zu Selbstkompetenz und können ihre Energie auf die Genesung ausrichten, leitet dies einen positiven Kreislauf, auch »Engelskreis« genannt, ein, dessen Aufwand durch positive Ergebnisse belohnt wird. Das Selbstvertrauen wächst.
Die folgenden Punkte beleuchten die verschiedenen Bereiche der Selbstkompetenz Betroffener und zeigen, wie Begleitende ihnen passiv, jedoch genauso wirksam, zur Seite stehen können:
Intrinsische Motivation ist die Basis aller Selbstkompetenz.

Begleitende können Betroffene darin unterstützen, indem sie ihnen entsprechende Fragen stellen, um sie mit ihrem inneren Wunsch bekannt zu machen, indem sie Führung abgeben und ihnen die Verantwortung für ihre Ziele übertragen.

Charakterstärken sind jedem Menschen gegeben. Sie zu erkennen und zu nutzen, gehört zur ausgewogenen Betrachtung der Krankheitsphänomene dazu und wurde in der positiven Psychologie als bedeutsam erkannt. So korreliert der bewusste Einsatz der Charakterstärken nachweislich mit einem subjektiv empfundenen Anstieg der Sinnhaftigkeit und Lebenszufriedenheit (Proyer u. a. 2015). Erkennen Betroffene ihre Charakterstärken und lernen sie zu nutzen, dienen sie ihnen im Prozess als positives Fundament. Letztlich finden Menschen ihre persönlichen Qualitäten, mit der sie die Gemeinschaft bereichern können.

Begleitende können mit Betroffenen deren Charakterstärken herausarbeiten. Werden diese regelmäßig wahrgenommen, verankern sie sich im Bewusstsein der Klientinnen und Klienten und werden nutzbar zur Lebensgestaltung.

Autonomie ist ein menschliches Grundbedürfnis (Ryan, Deci 2017), das jenem nach gelingender Beziehung ergänzend gegenübersteht. Autonomie bedeutet, eigene Werte als Kompass für das Verhalten zu nutzen und interne Bewertungen zu finden, anstelle sich von externer Anerkennung abhängig zu machen (Ryff 2001). Sie bedeutet auch, dass ein Lebewesen innerhalb seiner Umwelt aus eigener Kraft bestehen kann. Autonomes Leben und Handeln sind das Ziel jeder Entwicklung.

Betroffene brauchen Stärkung durch therapeutische Beziehung, während sie sich gleichzeitig autonom bewegen lernen. Eine empathische, ergebnisoffene Haltung der Begleitenden unterstützt die Entwicklung hin zu Autonomie.

Selbstwirksamkeit entsteht durch die zunehmende Fähigkeit der Betroffenen, ihre Genesung auf allen Ebenen der Lebensregulation positiv zu beeinflussen. Das Wissen, dass Krankheitsphasen mithilfe der eigenen Kraft durchgestanden werden können, lässt Menschen Wellengänge im Prozess ruhig, vertrauensvoll und ausdauernd angehen. Damit steigt die sogenannte Selbstwirksamkeitserwartung (Bandura 1997), die innere Überzeugung, den anfallenden Herausforderungen gewachsen zu sein. Diese erzeugt weitere positive Gefühle und Handlungen, die wiederum Charakterstärken und autonomes Handeln fördern.

Begleitende vermitteln selbst anwendbare Techniken, mit denen sich Betroffene aus eigener Kraft unterstützen können. Sie geben zwischen den Sitzungen Aufgaben – noch besser unterstützen sie Betroffene darin, sich selbst zielführende Aufgaben zu überlegen. Und sie würdigen mit Betroffenen all jene Momente,

in denen diese dazugelernt, Lösungen gefunden und Schwierigkeiten überwunden haben.

Merkmale der Selbstkompetenz

Der Boden der Selbstkompetenz wird bereitet durch intrinsische Motivation, das Bewusstsein für eigene Charakterstärken, zunehmende Autonomie und Selbstwirksamkeit. Aus diesem Boden ziehen Betroffene die benötigten Nährstoffe zur Genesung.

PRAXISANLEITUNGEN *Ressourcen und Charakterstärken,* **VB** | *Wandel des Selbstbilds; Sammeln positiver Ereignisse,* **MB** | *Positive Emotionen verstärken,* **EB**

EINLADUNG ZUR SELBSTERFAHRUNG

Betrachten Sie die Bereiche der Selbstkompetenz. Wie sind diese bei Ihnen aufgestellt? Nehmen Sie Ihre Empfindungen zu den einzelnen Schwerpunkten wahr. Wo bringen Sie intrinsische Motivation auf? Wo befinden sich Ihre Charakterstärken? Erleben Sie sich als autonom und selbstwirksam?

Stolpersteine bei der ganzheitlichen Begleitung

Stolpersteine bei der integrativen Prozessbegleitung ergeben sich vor allem aus dem Anspruch an Ganzheitlichkeit. Kulturelle Prägungen wie Leistungsdenken und Autoritätsgläubigkeit können dazu führen, dass es zu Überforderung und Unsicherheit kommt. Wir sehen folgende häufige Hindernisse:

Überforderung kann aus der Vielzahl an Interventionsmöglichkeiten entstehen. Begleitende wissen nicht, wo sie ansetzen sollen. Was hilft, sind das Wahrnehmen situativer Möglichkeiten, therapeutische Resonanz und die Fragen: Was braucht die Klientin oder der Klient *jetzt*? Was wirkt ausgleichend? Hilft Struktur oder Kreativität? Zentral ist auch Selbstvertrauen in die eigenen Fähigkeiten.

Beliebigkeit kann sich aus den zahllosen Interventionsmöglichkeiten ergeben. Was hilft, sind Präsenz, Empathie und therapeutische Resonanz der Begleitenden. Auch ist es hilfreich, dass sie ihre eigene Motivation klären. So können verschiedene Interventionen ihre positive Wirkung entfalten. Die Klientin oder der Klient führt bestmöglich.

Leistungsorientierung blockiert die therapeutische Resonanz und Multidimensionalität. Was hilft, ist das Wissen, dass alles da ist. Die Klientin oder der Klient trägt alle wichtige Information als Erfahrungswissen mit sich. Entwicklung entsteht nicht durch die Leistung der Begleitenden, sondern durch Entspannung und Genesungsschritte der Person mit psychischen Herausforderungen.
Autoritätsgläubigkeit blockiert intuitives Vorgehen und Fachkompetenz. Was hilft, ist das Wissen, dass alle Begleitende über Körper, Emotionen, Geist und die Fähigkeit des sozialen Spiegelns verfügen. Mensch-Sein befähigt sie, zu fühlen, was förderlich oder hinderlich wirkt. Fachwissen, Übung und Entspannung stärken das Selbstvertrauen.
Gewohnheiten und das berufliche Umfeld können das Empfinden erzeugen, dass integrative Ansätze nicht umsetzbar sind. Was hilft, ist das Wissen, dass alle Menschen über einen Körper und Empfindungen verfügen und es die Kognition und Genesung fördert, alle Ebenen der Lebensregulation miteinzubeziehen (siehe Beispiele S. 108, 123).
Althergebrachte psychologische Betrachtungen der Begleitenden können den Fokus zu stark auf Diagnosen, Defizite und Therapiebedarf der Betroffenen richten. So kann es sein, dass Ressourcen und Entwicklungspotenzial vernachlässigt werden. Auf diese Weise gespiegelt, fühlen sich Betroffene in ihren Defiziten bestärkt. Ihre Entwicklung von Selbstakzeptanz und -wirksamkeit, das Erkennen der subjektiven Logik ihrer Erkrankung und das Erschließen ihrer immanenten, innewohnenden Selbstheilungskräfte werden außer Kraft gesetzt.
Zu weites Suchen kann verhindern, dass sich Räume für neue Erfahrungen öffnen. Was hilft, ist Gegenwärtigkeit, Präsenz, Entspannung und das Wissen, dass alles, was der Entwicklung dient, in Reichweite liegt.
Resignation durch Negativspiralen und Gefühle der Unabänderlichkeit kann integrative Begleitung verhindern. Was hilft, ist das Wissen um die körperliche Wandlungsfähigkeit (siehe S. 77), wiederholtes Nachfragen nach Veränderungsmotivation und Tools, die Wandel erfahrbar machen (siehe Emotionaler Stressabbau – ESR, **EB** | Stärken und Ressourcen fördern, **VB**).
Zurückweisung des integrativen Ansatzes kann entstehen, wenn Interventionen einem Menschen das Gefühl geben, dass Begleitende ihm zu nahe treten. Was hilft, ist die Sprache der Klientinnen und Klienten zu sprechen. Nicht das Angebot ist falsch, nur seine »Verpackung« (siehe S. 157).

Grundsätze ganzheitlicher Begleitung

Wie kann eine gelingende Prozessbegleitung aussehen? Aus den vorangegangenen Erkenntnissen haben wir Eckpfeiler für die ganzheitliche Begleitung abgeleitet, die wir im Folgenden kurz vorstellen möchten:

Alle Ebenen der Lebensregulation sind gleichwertig.

Beheimatung im Körper, Emotionalbereich und Geist ist die Voraussetzung für Gesundheit und Entwicklung. Das Abtrennen einzelner Ebenen erzeugt Einschränkung, ihre Verbindung hebt Potenzial. Genesung bedingt zunehmend positive Erfahrung auf allen Ebenen des Seins. Wandel muss sich körperlich manifestieren, damit er Realität wird. Die Wechselwirkung zwischen den Ebenen der Lebensregulation zeigt, dass es in der Prozessbegleitung nicht zusätzlicher Interventionen bedarf, sondern jeweils einer Anwendung, für die der Mensch derzeit empfänglich ist.

Soziale Beziehungen sind für den Menschen zentral.

Beziehungen finden auf allen Ebenen der Lebensregulation statt, prägen menschliche Entwicklung und Gesundheit. Für die ganzheitliche Begleitung sind Empathie, therapeutische Resonanz und Begegnung auf Augenhöhe essenziell. Sie machen Beziehung zum Heilmittel psychischer Erkrankungen. Spiegelnd bilden Menschen intersubjektive Bedeutungsräume und erzeugen eine gemeinsame Realität. Dies zeigt den Wert allgemeiner Persönlichkeitsentwicklung.

Die Landkarte ist nicht die Landschaft.

Menschliche Realität ist eine individuelle Konstruktion aus empfangenen Sinnesreizen und deren Verarbeitung. Repräsentationen bilden Erfahrungswissen, Schemata und Verhalten. Stresssysteme und Sinneskanäle sind unterschiedlich ausgebildet. Menschen filtern ihre Sinneseindrücke, um deren Komplexität zu reduzieren. Die *Interpretation* von Eindrücken und das Verhalten können durch Wahrnehmung, Reflexion und Stressabbau beeinflusst werden. Dies ermöglicht Veränderung.

Körper- und Selbstwahrnehmung erzeugen Bewusstheit.

Den Körper und sich selbst bewusst wahrzunehmen ist die Voraussetzung für funktionierende Kognition, Entwicklung und Genesung (Fogel 2019). Bewusstheit über die Wechselwirkung zwischen Empfinden, Fühlen, Denken und Beziehung entsteht durch Trainieren der Körperwahrnehmung. Der Körper gibt Auskunft über Nutzen oder Schaden aller Impulse und wird in Genesungsprozessen zum stets verfügbaren, inneren Prozessbegleiter.

Beispiel *von Manuela Grieser, Nicole Amrein, Maja Lo Faso* Studierende einer forensischen Klinik, die an einer ganzheitlich ausgelegten Weiterbildung teilnehmen, können sich nicht vorstellen, den Körper in ihre Bezugspersonenarbeit zu integrieren. Das ist mit unserer Klientel unmöglich! Plötzlich baut ein Mann in einem Rollenspiel die steife Sitzordnung um, damit er und seine (gespielte) Klientin sich beim Gespräch körperlich wohlfühlen. Die Skepsis schwindet, die Studierenden entdecken alltagsnahe, wirksame Mittel der Prozessbegleitung.

Gedanken entscheiden über Entwicklungsfähigkeit.

Das Wissen um Neuroplastizität und die Wandelbarkeit von Körper, Emotionen, Gedanken und Verhalten sind Voraussetzung für Genesung. Die diesbezügliche Einstellung wirkt als selbsterfüllende Prophezeiung. So sucht der Mensch nach Lösungen, Verständnis für destruktive Mechanismen und neuem Verhalten und erfährt damit Wandel. Oder er sieht negative Umstände als unabänderlich an und erfährt Unabänderlichkeit.

Verhalten entwickelt sich aus Bedürfnis und Erfahrung.

Hinter jedem Verhalten steht eine grundsätzlich positive Absicht (außer bei Aggression aufgrund starker Verletzung). Ist Verhalten destruktiv, dient es, dessen Ursache, Nutzen und dahinterliegenden Bedürfnisse zu ergründen. Selten erschweren mangelnde Ressourcen die Genesung. Eher werden Zusammenhänge von Bedürfnisbefriedigung, Erfahrung und Verhalten nicht erkannt. Lösungen sind in der Herausforderung enthalten und treten durch Wahrnehmung ins Bewusstsein. Das Verhalten anderer lässt sich nicht ändern, nur die eigene Reaktion darauf. Die Biografie lässt sich nicht ändern, jedoch das eigene Verhalten und die Stressresonanz.

Kreativität und Fachwissen ergänzen sich.

Alleinige Leistungsorientierung wirkt einschränkend und behindert die multidimensionale persönliche Entwicklung. Offenheit, Exploration und Kreativität heben Ressourcen. Fachwissen und Struktur dienen dazu, zu wissen, was man tut, dem roten Faden im Prozess zu folgen und das Ziel zu avisieren. Prozessgeschehen entsteht durch Versuche und Ergebnisse. Wenn eine Intervention nicht wirkt, hilft eine andere. Es hilft, zu wissen, was nicht hilft. Spielerisches Vorgehen, kein Erwartungsdruck und Misserfolge als Erfahrung anstatt als Niederlage zu werten, ist förderlich.

Das trialogische System

Zwischenmenschliche Beziehungen haben eine prägende Wirkung – der familiäre Hintergrund und das soziale Umfeld der Betroffenen spielen eine beträchtliche Rolle im Genesungsprozess; nahestehende Personen können Genesungsprozesse fördern, ins Stocken bringen oder verhindern. Damit sich Betroffene *innerhalb* ihres Beziehungssystems ein neues Selbstbild erarbeiten und genesen können, müssen auch alle Beteiligten – ebenso wie die Wahrheiten im intersubjektiven Bedeutungsraum – einen Wandel durchlaufen. Aufgrund steter gegenseitiger Prägung ist es unerlässlich, Beziehungsfaktoren und, wann immer möglich, Angehörige in die integrative Prozessbegleitung einzubinden. Auf diese Weise können Fachpersonen förderlich auf das Beziehungssystem einwirken, mit Impulsen, die sich bestenfalls potenzieren.

Das soziale Umfeld im Genesungsprozess

Das Familiensystem und das weiter gefasste soziale Milieu haben nachweislich einen großen Einfluss auf das Verhalten und die Entwicklung von Individuen (Wood 2017, 2019; Wood u. a. 2022). Die Fähigkeit zu empathischer Bindung, zu warmer, vertrauensvoller Beziehung ist ein wichtiges Kriterium psychischer Gesundheit und Reife. Psychisches Wohlbefinden setzt eine gelingende soziale Beziehung voraus (Ryff 2001).

Fachpersonen, Angehörige und Betroffene nehmen im trialogischen System eine unterschiedliche Rolle ein. Obwohl sich ihre Lebenswelten oft stark unterscheiden, unterliegen auch sie den Ebenen der Lebensregulation und dem Einfluss von Beziehung. Alle sind verbunden durch den biologisch determinierten Wunsch nach gelingender Beziehung. *Wie* sie gelingende Beziehung anstreben und *was* sie darunter verstehen, mag sich unterscheiden, für alle aber steht der Wunsch danach bewusst oder unterbewusst an erster Stelle. Durch Beziehung wirken sie gegenseitig auf ihr körperliches und psychisches Befinden ein. Sie kommunizieren – absichtsvoll oder unterbewusst – physisch, emotional und mental miteinander und verinnerlichen – wenn auch in unterschiedlichem Maße – spiegelnd die Lebenswelt ihres Gegenübers. Dabei sind Fachpersonen, Angehörige und Betroffene mit ihrer inkarnierten Biografie anwesend, bringen ihre verkörperte Lebenserfahrung und ihr subjektives Erleben in die trialogische Situation mit ein.

Diese drei Grundsätze – Beziehungswunsch, Kommunikation auf jeder Ebene und gegenseitiges Spiegeln – gelten für alle Beteiligten, ganz gleich, welche Rolle sie innehaben. Damit spielen bei der trialogischen Beziehung multiple Faktoren mit, indem unterschiedlichste Biografien und Lebenswelten aufeinandertreffen. Auch wird deutlich, dass alle Beteiligten, ob aktiv, passiv oder verneinend, unweigerlich miteinander in Interaktion stehen. Durch stete Resonanz schaffen sie einen wirksamen, intersubjektiven Bedeutungsraum, also eine gemeinsam empfundene Realität, und im Idealfall einen fruchtbaren Boden für Genesung.

Beispiel Mir wurde als Angehörige eines Menschen mit psychischen Herausforderungen bewusst, wie wichtig ein liebevoller Umgang mit mir selbst in akuten oder andauernden Stresssituationen ist. Die vermittelten »Werkzeuge« helfen mir, innere Ruhe und Gelassenheit zu finden. Und das Wundersame daran ist: Mein Gegenüber wird fast gar nicht mit meinem Stress konfrontiert; eine Negativspirale wird unterbrochen. Meine Entspannung überträgt sich wie eine gute Aura auf mein Umfeld, und dies strahlt auf mich zurück und bestärkt meine Liebe zu mir selbst.

PRAXISANLEITUNGEN *Perspektivwechsel*, **SB** | *Stressabbau*, **EB**

EINLADUNG ZUR SELBSTERFAHRUNG

Treten Sie in entspanntem Zustand (innerlich oder real körperlich, siehe »Ich – Du – Meta«, **SB**) einen Schritt zurück und nehmen Sie durch Ihre inneren Bilder und Gedanken den intersubjektiven Bedeutungsraum eines sozialen Geschehens wahr. Welche Themen erkennen Sie darin? Welches Thema ist zentral? Nehmen Sie konzept- und urteilsfrei wahr, welche Eindrücke aus Ihrem Unterbewussten auftauchen. Reflektieren Sie anschließend über Ihre Eindrücke und gestalten Sie Ihre Erkenntnisse im Journal.

Das folgende Kapitel zeigt, wie Fachpersonen Beziehungssysteme in den Prozess miteinbeziehen können. Informell Begleitende profitieren vom Wissenszuwachs über soziale Systeme. In den weiteren Abschnitten beleuchten wir jede Rolle im trialogischen System. Wir zeigen, wie Begleitende die Selbstwirksamkeit aller Beteiligten unterstützen können. Vorerst jedoch kristallisieren wir *einen* Grundsatz heraus, der bei der Arbeit mit Familien- und Beziehungssystemen hilfreich ist.

Ein Grundsatz für den ganzheitlichen Trialog

»Wenn ich sehe und gesehen werde, dann bin ich«, schrieb Donald WINNICOTT (1995, S. 131). Und er hat recht damit. Jeder Mensch braucht liebevolle Zuwendung für seine Entwicklung und Gesundheit. Der Wunsch, als Mensch wahrgenommen zu werden, ist ein biologisches Grundbedürfnis, das unabhängig von Narzissmus im Menschen vorkommt. Verwehren Menschen einander die Zuwendung, erhöht sich die Stressantwort der Ausgegrenzten (WEAVER 2007; BAUER 2006).

Nun steht im Trialog von Betroffenen, Angehörigen und Fachpersonen unweigerlich die erkrankte Person im Mittelpunkt. Krankheitssymptome und Medikation, Klinikaufenthalte, Suche nach idealer Wohnform, Versicherung, Prävention, Betreuung und vieles mehr beanspruchen Zeit und Ressourcen. Mit allen Anforderungen, die eine psychische Erkrankung – oft auch für Angehörige – mit sich bringt, lässt sich die Zeit im Trialog im Nu vertreiben.

Wird in trialogischen Sitzungen der Fokus auf die erkrankte Person und Organisatorisches gelegt, können praktische Anforderungen gelöst werden. Gleichzeitig fühlen sich Geschwister aber oft übergangen, Eltern entweder schuldig, von Verantwortung erdrückt oder innerlich distanziert. Der alleinige Fokus auf die erkrankte Person kann das Grundbedürfnis *aller*, als Mensch mit Empfindungen und Gefühlen wahrgenommen zu werden, nicht befriedigen. Bezugspersonen, die die erkrankte Person oft unter starken Einschränkungen ihrer Lebensqualität stützen, werden damit weiter geschwächt. Der alleinige Fokus auf die betroffene Person kann dazu führen, dass diese ein egozentrisches Weltbild verinnerlicht. Wir können gar annehmen, dass er die nachteiligen Verhaltensmuster aller stärkt. Indem Bezugspersonen sich selbst *nicht* wahrnehmen, dazu *nicht* eingeladen werden, fällt im intersubjektiven Bedeutungsraum die Verantwortung für alles dysfunktionale Verhalten auf die Betroffenen. Sie müssen die psychische Auseinandersetzung allein führen, obwohl auch ihre Bezugspersonen Anlass zur Auseinandersetzung mit sich selbst haben. Dieses Ungleichgewicht erzeugt Ärger, verstärkt schädliche Muster und erschwert die Autonomie aller.

Grundsatz trialogischer Sitzungen

In ganzheitlich geführten trialogischen Sitzungen muss Zeit und Aufmerksamkeit – zumindest in gewissem Maße – allen Beteiligten zukommen. Alle Anwesenden sollen sich und ihre persönlichen Herausforderungen wahrnehmen und einbringen dürfen. Jeder Person gebührt entsprechende Aufmerksamkeit in der trialogischen Sitzung. Das Bedürfnis, als Person wahrgenommen zu werden, kann auch in Selbsthilfegruppen gestillt werden. Fachpersonen stellen entsprechende Informationen zu Verfügung.

Um diesen Grundsatz umzusetzen, empfehlen wir, dass in jeder Sitzung mit allen Beteiligten Selbstwahrnehmung geübt, entwicklungsfördernde Interventionen angeboten und Befindlichkeiten in der Gruppe geteilt werden. Art und Weise, Umfang und Reihenfolge sind vielfältig und liegen in der Kompetenz der Fachpersonen.

Idealerweise orientieren sich Begleitende an der Sprache der Beteiligten, halten deren Widerstand gering, indem sie beispielsweise über das Vorgehen vorab informieren und sie in ihrer Komfortzone abholen. So vermitteln sie der sich entwickelnden Gruppe nützliche Werkzeuge. Grundlagen dazu bieten das Riemann-Thomann-Modell (siehe S. 157) und Praxisanleitungen im Download.

PRAXISANLEITUNGEN *Trialogisches Gespräch; Drawing together,* **SB** | *Arbeit mit Bildkarten,* **GB**

EINLADUNG ZUR SELBSTERFAHRUNG

Denken Sie an ein bestimmtes trialogisches Gespräch. Wie könnten Sie alle Ebenen der Lebensregulation und alle Beteiligten so einbeziehen, dass Sie sich selbst bei der Umsetzung wohlfühlen? Stellen Sie sich vor, Sie leiten beispielsweise zum Einstig eine Selbstwahrnehmung (**EB**) an. Ist Ihnen bei der Vorstellung unwohl, nehmen Sie wahr, ob dieses aufgrund mangelnder Praxiserfahrung oder aus therapeutischer Resonanz entsteht, da Sie spüren, dass Anwesende Widerstand entwickeln würden. Ersteres können Sie lösen, indem Sie im kollegialen oder privaten Rahmen üben, Weiterbildungen besuchen und Mut zum Ausprobieren entwickeln. Wenn Ihre Intuition der Grund ist, können Sie Ihre Anliegen transparent machen, Ihr Vorgehen begründen, die Sprache der Gruppe sprechen, um alle Beteiligten abzuholen.

Fachpersonen oder informell Begleitende im trialogischen System

Wie in der individuellen Prozessbegleitung, sind auch in der trialogischen Beziehung Empathie, Präsenz, therapeutische Resonanz, Grundlagenwissen und praktische Interventionen die Schlüsselkompetenzen. Auch diesbezüglich müssen Fachpersonen und informell Begleitende außerdem ihre körperlichen, emotionalen und geistigen Bereiche erschlossen haben. Mündet ihre Auseinandersetzung in Selbsterkenntnis, so sind sie in ihrem Wirken authentisch. Begleitende, die über umfassendes Fachwissen verfügen und persönliche Herausforderungen bewältigt haben, besitzen eine natürliche Autorität und Vorbildfunktion. Körperwahrnehmung und therapeutische Resonanz befähigen sie im Trialog, den Raum für die Empfindungen, Gefühle und Wahrheiten aller Beteiligten zu öffnen. In einem solchen Setting werden Belastungsinhalte aufgefangen und Techniken des Stressabbaus vermittelt. »Latente Themen« können im intersubjektiven Bedeutungsraum, dem »gemeinsamen Vielfachen« (GALLESE 2003), an die Oberfläche kommen. Mittels therapeutischer Resonanz ist es Fachpersonen und informell Begleitenden möglich, die aufeinandertreffenden Lebenswelten nicht nur fachlich, sondern auch intuitiv zu erfassen (siehe auch Weddinger Modell für die Akutpsychiatrie; MAHLER u. a. 2014).

Wenn Begleitende allparteilich sind, offen und ohne Vorurteile die unterschiedlichen Realitäten der Anwesenden akzeptieren, kann dies die Beziehungsfähigkeit und Selbstwirksamkeit aller Beteiligten fördern. Das trialogische System als Ganzes gerät in Bewegung und Begleitende stoßen nachhaltige Entwicklung zum Wohle aller an.

Beispiel Es hat sich gelohnt, mich auf die Übungen einzulassen. Obwohl der Tag als Mutter von zwei kleinen Kindern entschieden zu wenige Stunden hat und mein Partner mich zu Beginn seiner Krankheit verlassen hat, konnte ich mir »Ich-Zeit« einrichten. Um in meinen Körper einzutauchen, um auf meine individuellen Wünsche zu lauschen. Ich habe gelernt, dass die Übungen nicht nach Schema X vollbracht werden müssen und ich den Fokus auf mich und meinen Körper legen darf – so einfach, so verlernt, so schwer, aber wichtig, wieder zu verinnerlichen.

Folgende Vorgehensweisen bewähren sich im Trialog (ADERHOLD 2003):

Selbstoffenbarung Jede Person am »runden Tisch« bekommt anfangs die Möglichkeit, etwas Persönliches einzubringen. Nehmen Fachpersonen und informell Begleitende eine Modellfunktion ein, sind präsent und schätzen das Erzählte, entwickelt sich eine Kultur der Neugierde und Offenheit.

Gemeinsame Sprache Moderierende beziehen ihre Kommentare stets auf Aussagen von Beteiligten und entwickeln eine gemeinsame Sprachebene. Sie übernehmen Worte und Sätze der Teilnehmenden und begeben sich damit in »deren Schuhe« (Tool dazu siehe S. 131).

Fragen Fachpersonen und informell Begleitende interpretieren nicht, sondern erfragen die Erlebniswelt der Beteiligten. Sie stellen keine Lösungen zur Verfügung, sondern fragen nach und hören zu.

Offener fachlicher Austausch Sind mehrere Fachpersonen und informell Begleitende anwesend (was hilfreich ist und initiiert werden sollte), besprechen diese ihre Beobachtungen, Wahrnehmungen und inneren Bilder transparent für alle Beteiligten mit der moderierenden Person.

Freiwilligkeit Allen Beteiligten ist es erlaubt, sich im Prozess kurzfristig zurückzuziehen. In diesem Fall wird die Türe offen gelassen, mit der Option, jederzeit wieder teilzunehmen.

Nutzen der kollektiven Intelligenz Haben Familienmitglieder Vorschläge zur Behandlung der erkrankten Person, werden diese offen angehört und in Erwägung gezogen.

Interesse aufrechterhalten Kommt das Gespräch ins Stocken, eignen sich Überraschungsinterventionen (Seikkula u. a. 2003). Fachpersonen oder informell Begleitende könnten beispielsweise sagen: »Als Sie erzählten, wie lange Sie sich schon mit dieser Situation herumschlagen, sah ich Ihre enormen Ressourcen, um mit alledem fertigzuwerden.« Oder fragen: »Als sich Ihre Probleme zuspitzten, wie hat sich das auf XY ausgewirkt?«

PRAXISANLEITUNGEN *Drawing together,* **SB** | *Der Situation Gestalt geben,* **GB** | *Atemarbeit; Stimmbildung,* **KB**

EINLADUNG ZUR SELBSTERFAHRUNG

Wie könnten Sie Ihre Position als Begleitende stärken? Manifestieren Sie Ihre Präsenz durch Atemarbeit und Stimmbildung (beide **KB**). Diese geben innerlich Raum und Sicherheit und helfen, Gruppen anzuleiten. Mit Ihrer Stimme erzeugen Sie die erwünschte »Stimmung«, beispielsweise Entspannung bei Achtsamkeitsübungen oder Ruhe und Sicherheit bei herausfordernden Themen. Halten Sie Ihre Erkenntnisse im Journal fest.

Die Angehörigen im trialogischen System

Angehörige können einer Mehrfachbelastung ausgesetzt sein, insbesondere wenn sie ein betroffenes Familienmitglied begleiten. Ein Belastungsfaktor besteht im Angehörig-Sein selbst, einer kann in der pflegerischen Aufgabe und ein weiterer in persönlichen biografischen Stressoren liegen. Implizites oder *gefühltes* Wissen um Beziehung wirft die Frage auf, inwieweit man selbst als Mutter, Vater, Geschwister oder Kind am Krankheitsgeschehen beteiligt ist: Habe ich (Mit-)Schuld an der Erkrankung? Die Frage steht, ob offen angesprochen oder verneint, im Raum und wird unterschiedlich stark von den Familienmitgliedern empfunden, wie das folgende Beispiel zeigt:

Beispiel Ich war 13 Jahre alt und schwer magersüchtig. Dreißig Kilo waren es noch, als ich in die Kinderklinik eingeliefert wurde. Dort wurde ich künstlich ernährt – und mit einer Psychiaterin zusammengeführt. Einmal die Woche war ein Familiengespräch vorgesehen: Mutter, Vater, mein gerade volljähriger Bruder und ich. Die Sitzungen liefen immer gleich ab – abgesehen davon, dass die Psychiaterin hin und wieder im Schlafanzug erschien, da unser Termin morgens um sieben Uhr war. Ich sollte in einem Puppenhaus eine Situation darstellen. Mir war klar, dass, was auch immer ich zeigte, es gegen jemanden aus meiner Familie ausgelegt werden würde. Klassischerweise gegen meine Mutter. Nach kurzer Zeit stand sie jedes Mal weinend auf und verließ den Raum mit den Worten: »Ich bin ja sowieso an allem schuld.« Für meinen Vater war dies die Gelegenheit, verstohlen auf seine Uhr zu schauen, für meinen Bruder der Moment, ordentlich zu gähnen. Und ich? Mir war das ganze Szenarium nur peinlich, ich schämte mich und wollte zurück in mein Zimmer, mich unter der Bettdecke verstecken und meine Ruhe haben.

So verschieden die jeweiligen Umstände sind, so unterschiedlich muss mit der Frage nach der Beteiligung der Familienmitglieder umgegangen werden. Während familiäre Vernachlässigung und Gewalt jeglicher Art psychische Erkrankungen zweifellos begünstigt, wenn nicht auslöst, gibt es ebenso viele Konstellationen, bei denen sich keine Schuldigen ausmachen lassen. Oft ist es die Summe diverser Aspekte, die zu einer Erkrankung führt, man spricht daher heute von einem bio-psycho-sozialen Erklärungsmodell. Auch wirken sich dieselben Umstände nicht auf alle Menschen gleich aus: Je nach Grundvoraussetzungen sind Menschen unterschiedlich stark vulnerabel, also anfällig, Belastungen zu empfinden oder eine psychische Erkrankung zu entwickeln.

Übergeordnet ist die Psychologisierung der Gesellschaft – das mittlerweile weit verbreitete Wissen über psychologische Phänomene – höchstens fünfzig Jahre alt oder jünger. Konstruktiv mit Emotionen und Gefühlen umzugehen, wurde in Familien lange nicht kultiviert. Es existiert keine Kultur, psychischen Herausforderungen, wie sie den meisten im Laufe ihres Lebens begegnen, entgegenzutreten. Vielmehr wurde solche oft unterdrückt, verschwiegen und abgespalten. Und plötzlich entwickelt ein Mensch eine alles destabilisierende psychische Erkrankung. Möglicherweise tritt diese in einer Familie auf, in der bereits Belastungen herrschen, Emotionen von den Familienmitgliedern unterreguliert oder übermäßig kontrolliert werden, wo z.B. nicht über Emotionen gesprochen wird. Sicher aber tritt sie in einem Beziehungssystem auf, in dem alle eigene psychische Herausforderungen mitbringen. Sie tritt unter Menschen mit Psyche auf.

Damit im Familiensystem gesundheitsfördernde Schritte angestoßen werden können, ist es notwendig, dass alle Beteiligten Verantwortung für ihr Wirken übernehmen. Jede Person ist angehalten, Mitgefühl für sich und andere zu entwickeln, die Beteiligung am Geschehen, eventuelle Mitschuld und den Umgang mit Betroffenen zu klären, sozusagen die Wahrheit der Situation herauszufinden (Stahl 2017). Eltern sollten Stress abbauen und persönliche Bedürfnisse wahrnehmen dürfen, Kinder sich von Schuld und betroffenen Eltern abgrenzen, Geschwister sich und ihre Bedürfnisse positiv ausdrücken lernen und tätlich gewordene Menschen Wiedergutmachung erlangen und persönliche Belastungen bearbeiten. Auch Wahlfamilien-Angehörige, wie Partnerinnen und Partner oder Freunde von Betroffenen, sollen ihre eigenen Bedürfnisse, Grenzen und eventuelle eigene Anteile am Krankheitsgeschehen, wie beispielsweise Co-Abhängigkeit, für sich klären und gegebenenfalls im Trialog offenlegen. Die ehrliche, angstfreie emotionale Beteiligung aller wird im integrativen Trialog als Ziel angestrebt. Sie ermöglicht dem Familiensystem, als Organismus einen Wandel zu durchlaufen, der der erkrankten Person und der ganzen Familie dient.

Um beim eben angeführten Beispiel die Wahrheit der Situation herauszukristallisieren, würde die Psychiaterin einen sicheren Raum für alle Familienmitglieder schaffen, sodass sich jeder einbringen kann und die Kommunikation ausgewogen verläuft. Sie greift dabei auf die empfohlenen Werkzeuge zurück (siehe »Trialogisches Gespräch«, SB). Auch spricht sie das Thema Schuld als kollektives Familienphänomen offen an und erfragt dazu die Haltung des Vaters. Sie interessiert sich, wie Vater und Bruder emotional zum Thema stehen; eine persönliche Beteiligung der beiden ist vorhanden, da diese zur frühen Stunde zur Familientherapie kommen. So wird die Last oder emotionale Betroffenheit ausgeglichener verteilt, stereotype Rollen werden aufgebrochen. Die Psychiaterin vermittelt eine positive Fehlerkultur, indem sie menschliches Verhalten als fehl-, wandel- und verzeihbar beschreibt. Sie steht für den emotionalen Schutz aller, insbesondere der Tochter, ein. Für die Betroffene hat dies zum Vorteil, dass der Fokus zeitweise von ihr wegfällt und sie sich weder der Aufmerksamkeit aussetzen noch implizit Schuld zuweisen muss. Dies gibt ihr Raum, rückt die Wahrheit anderer ins Zentrum und ermöglicht vielleicht sogar eine Neudefinition ihrer Rolle im Familiensystem.

Aber nicht nur eine persönliche Betroffenheit lastet auf Angehörigen. Oft empfinden sie, für die erkrankte Person verantwortlich zu sein, teils gar für deren Überleben. Belastungsgefühle, Unsicherheit über zu Erwartendes und der stete Fokus auf die geliebte erkrankte Tochter oder den geliebten erkrankten Partner verhindern, dass Angehörige eigene Gefühle und Bedürfnisse wahrnehmen, sich über die Situation im Klaren werden und selbstständig handeln können. Die Erkenntnisse über die Spiegelneurone zeigen, dass sich Beziehungen, einschließlich der Erkrankung, körperlich und psychisch prägend auf die Angehörigen auswirken. Für sie resultieren aus den Belastungssituationen Stress und nicht selten ebenfalls psychische oder körperliche Erkrankungen. Durch Liebe, Beziehungsbedürfnis, Verantwortung und möglicherweise Schuldgefühle sind sie eng an die Betroffenen gebunden und bilden mit diesen ein oft pathogenes, krank machendes System.

Welche Möglichkeiten stehen Angehörigen offen? Dem integrativen Ansatz entsprechend sind Körper- und Selbstwahrnehmung, Stressabbau und die Desensibilisierung belastender Gefühle die Mittel der Wahl. Sie ermöglichen es Angehörigen, die Wahrheit *ihrer* Situation, eigene Bedürfnisse und biografische Stressoren zu erkennen und diese abzubauen. So vermögen sie Beziehung positiv zu gestalten, Betroffene zwar zu unterstützen, ihnen aber gleichzeitig die Verantwortung für ihr Leben in die Hände zu legen. Positive Beziehungsgestaltung (auch mit sich selbst) wirkt auf alle Beteiligten. Stehen Angehörige für ihre eigene Gesundheit ein, auch, indem sie eigene Grenzen, Gefühle und Verletzlichkeit zeigen, beeinflusst dies im positiven Sinne das gesamte Familiensystem. Hinderliche Rollenverteilungen wie die »Kranken«, »Gesunden« und »Helfenden« werden aufgeweicht; dies eröffnet allen Beteiligten neue Perspektiven und Selbsterfahrung.

Beispiele Liebevoll ganz bei mir zu sein hat mir gutgetan, um mit der Erkrankung meiner Tochter umzugehen. Es war auch schön, mit Menschen in Verbindung zu sein, die damit gute Erfahrungen machen. Die bei manchen Übungen entstehende Ruhe hat mir geholfen, die oft hoffnungslose Traurigkeit für diesen Moment zu vergessen.

Die Übung mit den Augen (EMDR) hat mir enorm geholfen, um bei mir zu bleiben und die Erkrankung meines Partners auch mal ausblenden zu können. Sie hilft mir, meinen kreisenden Gedanken ein Ende zu setzen. Ich brauche sie vor allem nachts, wenn ich zu Unzeiten erwache ... Zu neunzig Prozent schaffe ich es so, meine Gedanken wegzuwischen und wieder blanco einzuschlafen. Eine ungeheuerliche Hilfe!

Fachpersonen und informell Begleitende können Angehörige unterstützen, indem sie diese an Interventionen der Selbstwahrnehmung und des Stressabbaus teilhaben lassen und ihre Bedürfnisse und Gefühle im Familiensystem als gleichwertig anerkennen. Werden Angehörige durch persönliche Auseinandersetzung in ihrer Selbstwirksamkeit gestärkt, so fördert dies auch die Genesung der Betroffenen.

PRAXISANLEITUNGEN *Bodyscan,* **KB** | *Selbstwahrnehmung; Stressabbau,* **EB** | *Ich – Du – Meta,* **SB**

EINLADUNG ZUR SELBSTERFAHRUNG

Um Angehörige besser zu verstehen, versetzen Sie sich in deren Realität. Entspannen Sie sich, nehmen Sie deren Platz (real oder in Gedanken) ein und fühlen Sie Ihren spontanen körperlichen Impuls. Verstärken Sie diesen und lassen Sie ihn »sprechen«. Was drückt ihr Körper aus? Nehmen Sie so Empfindungen, innere Bilder und Gedanken »in den Schuhen« der Angehörigen wahr. Verlassen Sie diese Position wieder, schütteln Sie die Körperempfindungen ab und betrachten Sie die Situation von außen. Wie können die Angehörigen gestärkt werden? Was dient der Gesundheit aller Beteiligten? Nutzen Sie den Perspektivwechsel »Ich – Du – Meta« (**SB**) und halten Sie Ihre Erkenntnisse gestaltend fest.

Die Betroffenen im trialogischen System

Die Betroffenen sind die vulnerabelste, verletzlichste Gruppe im trialogischen System. Sie brauchen professionelle Hilfe und es ist wichtig, dass sie sich auf Augenhöhe mit ihren Familienmitgliedern und Bezugspersonen auseinandersetzen können. Aufgrund ihrer Erkrankung haben sie offensichtlich den größten Bedarf an Persönlichkeitsentwicklung. Gleichzeitig drücken Betroffene mit ihrer Erkrankung oft Themen aus, die das Familiensystem betreffen. Selbstwahrnehmung, ein gutes Verhältnis zum eigenen Körper, Emotionsregulation, Reflexion, Abgrenzung, Autonomie und Empathie sind *keine* angeborenen Fähigkeiten (Bauer 2008); sie werden in Beziehung entwickelt. Fehlen (aus unterschiedlichsten, oft schuldlos verursachten Umständen) positive persönlichkeitsbildende Bezugspersonen, so fehlen auch Möglichkeiten des spiegelnden Lernens im persönlichen Bereich.

Fachpersonen und informell Begleitende richten ihre Sensibilität folglich auch auf »systemische Emotionsdysregulation«, also auf gemeinsame destruktive Muster. Erkennen sie solche, stellen sie gezielt Fragen und leiten zur Selbstwahrnehmung an, anstatt Ratschläge zu erteilen. Im Wissen, dass destruktive Muster in den Diensten gelingender Beziehung stehen, auf Verletzungen oder mangelndes besseres Können zurückzuführen sind, schaffen Begleitende einen gemeinsamen Raum der Toleranz. Freundlich laden sie alle Beteiligten ein, ihren Anteil der Entwicklungsarbeit zu leisten. Dies entlastet die Betroffenen, die »nur« noch für ihre eigenen Herausforderungen zuständig sind.

Gelingt den Begleitenden die Königsdisziplin, gemeinsame und individuelle gesundheitsfördernde Schritte einzuleiten, nutzen sie Beziehung als Heilmittel für Betroffene und Angehörige gleichermaßen und dürfen sich freuen, sehr gute Arbeit geleistet zu haben.

PRAXISANLEITUNGEN *Wandel des Selbstbilds; Fassmodell,* **MB** | *Ressourcen und Charakterstärken; Das Gute des Schlechten,* **VB**

EINLADUNG ZUR SELBSTERFAHRUNG

Versetzen Sie sich in die betroffene Person. Entspannen Sie sich und nehmen Sie den ersten körperlichen Impuls beim Perspektivwechsel wahr. Was erzählt Ihnen Ihr Körper? Was braucht die betroffene Person, um Genesungsschritte zu gehen? Versetzen Sie sich auf dieselbe Weise in den intersubjektiven Bedeutungsraum des Familiensystems. Was darf dort Förderliches geschehen? Der Perspektivwechsel dient Ihnen, Ihr unterbewusst vorhandenes Wissen abzurufen. Damit stärken Sie Ihre therapeutische Resonanz und die situativ »richtige« Auswahl der Intervention. Halten Sie Ihre Überlegungen im Journal fest.

Praxisbereiche in der Übersicht

In diesem Kapitel geben wir Anwendungshinweise und je ein Praxisbeispiel im körperlichen, emotionalen, mentalen, verhaltens-, sozialen und gestalterischen Bereich. Umfangreiche Interventionen stehen für Sie im Downloadbereich (**DB**) zur Verfügung und können unter https://psychiatrie-verlag.de/product/genesungsprozesse-ganzheitlich-begleiten heruntergeladen werden. Der Zugangscode lautet: *Salutogenese*. Dort sind sie mit methodischem Ursprung, Hintergrundwissen, Wirkungsweise, Indikation und Kontraindikation, Zeitangabe, Evidenznachweisen, weiterführender Literatur und konkrete Anleitungen aufgeführt.

Die Anwendungen können kombiniert und individuell eingesetzt werden. Achtsamkeits- und Entspannungsübungen werden beispielsweise mit gestalterischen Elementen oder Imaginationen mit der Feldenkrais®-Methode und Atemtechniken mit Elementen aus dem eigenen methodischen Fundus verknüpft. Bei einigen Anwendungen wird der Fokus absichtlich auf einen Lebensbereich gerichtet, um diesen zu erschließen. Daher lassen sie sich mehr oder weniger trennscharf den verschiedenen Bereichen zuordnen. Bei anderen besteht die Absicht, Menschen in ihrer Ganzheit anzusprechen. Längerfristig stehen sie alle in den Diensten ganzheitlicher Prozessbegleitung.

Bei den Interventionen wird die Ansprechperson geduzt; die Anleitungen sind in der Du-Form verfasst. Diese ist ideal, um Menschen direkt zu erreichen. Begleitende können die Klientinnen und Klienten informieren, dass sie in der Du-Form anleiten, ohne im Anschluss zum Duzen überzugehen. Empfinden Betroffene dies als unangenehm, passt die begleitende Person die Anleitung an und nutzt die Höflichkeitsform.

Die Texte der Praxisanleitungen sind Anhaltspunkte. Es wirkt authentischer, wenn Anleitende sich daran orientieren, gegebenenfalls aber eigene Worte verwenden. Erleben die Anleitenden die Anwendung im Geist mit, projizieren sie ihre Stimmung in den Raum; diese wird von den Klientinnen und Klienten spiegelnd erfahren. Durch Miterleben der Intervention stehen Anleitenden körperliche Guidelines zur Verfügung, durch therapeutische Resonanz passen sich Tempo und Stimmlage der Situation an.

Der Körperbereich

Leistungsorientiert geprägt, möchten viele Menschen Wohlgefühl auf diese Weise erreichen. Dabei verhindert der Leistungsanspruch selbst Entspannung. Bei allen körperlichen Interventionen dient liebevolle Selbstzuwendung, das eigene Befinden und die Bewegungsqualität zu verbessern. Begleitende fokussieren nicht Ziel und »richtige« Durchführung, sondern Achtsamkeit im Moment und lenken die Wahrnehmung auf die Wirkung der Interventionen. Weniger ist mehr.

Beispiel Für mich war eindrücklich, dass bereits kleine, feine Berührungen große Entspannung erzeugen (Klopfakupressur, **EB**). Die Augenbewegung (EMDR, **EB**) finde ich unheimlich hilfreich vor dem Einschlafen, weil man irgendwie nichts anderes denken kann. Das hilft mir, zur Ruhe zu kommen und weniger Gedanken über die Erkrankung meines Sohnes zu wälzen.

Körperarbeit muss angenehm für alle Beteiligten sein. Alles, was erzwungen und künstlich erschient, verhindert das Wohlgefühl. Interventionen werden alltagsnah initiiert, indem die Klientin oder der Klient z.B. eingeladen wird, es sich bequem zu machen und tief durchzuatmen. Mehr Mut braucht es, die Schuhe für eine Fußmassage auszuziehen oder barfuß zu gehen. Sich zur Entspannung auf den Rücken zu legen, bedarf einer sicheren Umgebung und Beziehung. Körperarbeit wird ideal angeleitet, wenn es auch der begleitenden Person möglich ist, sich zu entspannen oder die Übung selbst durchzuführen (meist geistig, was die gleichen Bewegungsmuster aktiviert, Hirn- und Herzfrequenz verlangsamt). Anleitend macht sie den gleichen Prozess durch wie die Klientin oder der Klient. So findet sie das richtige Tempo, die passende Stimmlage. Durch ihre Präsenz öffnet sie den Raum für positive körperliche Erfahrung. Spiegelnd übernehmen Betroffene Entspannung und Wohlgefühl der Fachperson.

Im Körperbereich ist es hilfreich, Klientinnen und Klienten zu kindlich spielerischem Bewegen zurückzuführen. Damit wird Körperintelligenz (wieder-) entdeckt und zur Entspannung, Vitalisierung, Kreativität und Lernfähigkeit benutzt. Dies einzuleiten bedingt, dass Begleitende solche Qualität selbst abrufen können. Passende Musik kann unterstützen.

Beispiel *von Manuela Grieser* Ich arbeite zum ersten Mal mit einer Klientin. Sie ist stark leistungsorientiert. Ich erkläre ihr, dass ich in der Pflegetherapie Körperarbeit miteinbeziehe und schlage verschiedene Techniken vor: Fußmassage mit Tennisball, Gähnen und Strecken, bivagale Übungen über die

Körpermitte. Die Klientin lehnt alles ab. Zur nächsten Sitzung nehme ich einen Tennis-, Igel-, Flummi- und Schleimball mit und lege sie auf den Tisch. Während der ganzen Sitzung schenke ich den Bällen keine Beachtung. Nach fünf Minuten nimmt die Klientin den ersten Ball und beginnt gedankenverloren, damit zu spielen, sie macht das Gleiche mit weiteren Bällen. Ihr Spiel wird immer bewegter. Am Ende der Sitzung meldet sie mir zurück, sie sei froh, dass ich keine Körpertherapie integriert habe. Ich lächle und schaue auf ihre Hände. Da lächelt auch sie. Es waren keine weiteren Worte notwendig. <

Praxisbeispiel: Atemarbeit

Folgende Anleitung kann bequem sitzend oder in Rückenlage, mit offenen oder geschlossenen Augen durchgeführt werden. Der Atem wird ambitionslos beobachtet. Die Anwendenden müssen nichts tun, außer wahrzunehmen.

– – –

– – –

Richte deine Aufmerksamkeit auf den Atem.
Wie nimmst du wahr, dass du atmest?
Wo bewegt sich dein Körper durch den Atem?

– – –

Folge dem Weg deines Atems.
Spüre, wie er durch deine Nase oder deinen Mund in die Lungen strömt.
Nimm deine Lungen wahr, wie sie sich ausdehnen und wieder flach werden.
Hebt und senkt sich dein Brustkorb?
Spürst du die Atembewegung seitlich an deinen Rippen?
Spürst du den Atem an deinem Rücken?
Nimmst du ihn zwischen deinen Schulterblättern wahr?

– – –

Spüre deinen Bauch.
Hebt und senkt sich deine Bauchdecke?
Nimmst du die Atembewegung seitlich und im Lendenbereich wahr?

– – –

Spürst du dein Zwerchfell zwischen Bauch und Brustkorb?
Stell dir ein elastisches Gewebe vor, welches entlang deiner untersten Rippen aufgespannt ist.
Spürst du seine Bewegung rundherum, an den Seiten, vorne und hinten?

– – –

Nimm wahr, ob du auch in deinem Becken Atembewegung spürst.
Kann die Bewegung dein Becken von innen ausfüllen?

Bewegt der Atem ganz leicht deine Beine?
Vielleicht spürst du seinen Effekt bis zu den Füßen?

– – –

Nimmst du Atembewegung in Schultergürtel und Nacken wahr?
Fühlst du Atembewegung in Richtung deiner Arme und Hände?
Spürst du Atembewegung in deinem Gesicht und Kopf?

– – –

Breite deinen Atem von Kopf bis Fuß aus und beobachte, wie die Wahrnehmung seinen Fluss verändert und deinen Raum vergrößert.

Der Emotionalbereich

Durch Selbstwahrnehmung können belastende Emotionen und Gefühle wahrgenommen werden. Durch innere Bilder, Worte und Reflexion lassen sie sich ausdrücken, modulieren und einordnen, durch Stressabbau desensibilisieren. Denken wir an das Experiment mit Albert und den weißen Ratten zurück, kann derselbe Prozess dazu führen, dass Albert das Gefühl des Unbehagens vor Fellen und Flauschigem abmindert (desensibilisiert), bis er besser mit damit zurechtkommen kann.

Belastende Emotionen und Gefühle werden nie absichtlich forciert. Gibt die betroffene Person ihr Einverständnis, so können sie zur besseren Wahrnehmung amplifiziert, d.h. verstärkt werden. Die Psyche verfügt über Schutzmechanismen, die destabilisierende Repräsentationen kontrollieren, also unterbewusst halten. Begleitende schätzen und respektieren solche Schutzmechanismen – die Klientin oder der Klient führt den Prozess.

Emotionen und Gefühle sind oft nicht klar zu trennen. So wird die Arbeit mit Gefühlen von eruptiven, heftigen Emotionen begleitet oder Emotionen sind mit überdauernden Selbstgefühlen verbunden. Das Ausdrücken belastender Emotionen und Gefühle ist im ganzheitlichen Genesungsprozess so lange nützlich (auch kathartisch, reinigend), wie es weder selbst- noch fremdverletzend ist und wieder abebbt. Starke Emotionen und Gefühle können mit Techniken des Stressabbaus desensibilisiert werden. Diese stärken das Vertrauen, Belastungen selbstwirksam begegnen zu können. Durch bestimmte Techniken lassen sich auch positive Emotionen und Gefühle erzeugen.

→ **Beispiel** *von Manuela Grieser* Ich gehe mit einer jungen Klientin spazieren. Wir besprechen Stresssituationen, die sie lieber vermeiden möchte. Schon beim Erzählen gehen ihre Atmung und Schritte schneller, als wolle sie davonlaufen.

Ihre Augen füllen sich mit Tränen. Ich bleibe stehen und frage sie, was gerade passiert. Sie meint, sie habe Stress. Ich frage sie, woran sie das merkt. Sie antwortet, sie atme schnell und aus den Augen laufe Wasser. Ich frage sie, was sie noch spürt. Sie meint, einen Knoten in der Brust. Ich frage sie, was sie machen möchte, nachdem sie so viel über sich weiß. Sie mag in die Brust atmen und bilaterale Augenbewegungen machen. <

Praxisbeispiel: Selbstwahrnehmung

Selbstwahrnehmung kann sitzend in ein Gespräch eingebaut oder liegend durchgeführt werden. Begleitende passen den Text der Situation entsprechend an.

– – –

– – –

Nimm wahr, wie du auf dem Stuhl sitzt.
Ist es dir bequem?
Mach es dir bequem.
Kannst du deinen Rücken anlehnen?
Kannst dein Gewicht dem Stuhl überlassen?
Nimm deine Fußsohlen, deine Füße und Fußgelenke wahr.
Nimm deine Unterschenkel und Knie wahr.
Wie berühren deine Oberschenkel den Stuhl?
Nimm dein Becken wahr.
Wie ruht dein Gesäß und Becken auf der Stuhlfläche?
Nimm deinen unteren Rücken und Bauch wahr.
Spüre deinen mittleren Rücken und deine Magengegend.
Nimm deinen Brustkorb wahr. Vorne, seitlich, hinten und wie er auf dem Zwerchfell ruht.
Nimm deinen Schultergürtel, deine Arme und Hände wahr.
Nimm deinen Nacken und Hals wahr und wie dein Kopf darauf ruht.
Nimm dein Gesicht wahr.
Nimm deine ganze Gestalt wahr und wie du auf dem Stuhl sitzt.

– – –

Nimm wahr, wie du atmest.
Wo fließt Atem in deinen Körper?
Nimm wahr, wie viel Raum dein Atem einnimmt.
Nimm wahr, wo und wie deine ganze Gestalt durch den Atem sanft bewegt wird.

– – –

Nimm deine Emotionen und Gefühle wahr.
Vielleicht fühlst du sie körperlich, siehst innere Bilder oder hörst Worte.
Vielleicht sind deine Emotionen und Gefühle diffus, vielleicht klar.
Es ist okay, so wie es ist.
Was bewegt dich im Moment?
Wie weißt du, dass du fühlst?

– – –

Lausche deinen Gedanken.
Was denkst du gerade in diesem Moment?
Was denkst du über dich selbst?
Was denkst du über deine Mitmenschen?
Was denkst du über das Leben?

– – –

Da du so viel über dich selbst weißt, was davon ist für dich jetzt gerade von Bedeutung?

Der Mentalbereich

Im Mentalbereich kann auf unterschiedlichen Ebenen gearbeitet werden. Das Tagesbewusstsein (die Aufmerksamkeit ist nach außen gerichtet) dient der Analyse, dem ziel- und lösungsorientierten Vorgehen bei praktischen Problemen. Die mittlere Entspannung (die Aufmerksamkeit wechselt zwischen innen und außen) verschafft Zugang zur Reflexionsfähigkeit, zum Emotionalbereich, zu teilbewussten Inhalten und zur Kreativität. Dieser Zustand ist ideal, um Bewusstseinsinhalte zu modulieren. Die Tiefenentspannung (die Aufmerksamkeit ist nach innen gerichtet) bringt unterbewusste Inhalte ins Bewusstsein. In der integrativen Prozessbegleitung wird oft mittlere Entspannung durch Körperwahrnehmung und Atemarbeit eingeleitet.
Begleitende validieren die geistige und spirituelle Realität ihres Gegenübers und sehen den inhärenten, also innewohnenden, Wert darin. Neben Wissensvermittlung dient ihnen Offenheit für geistige Deutungsvielfalt, d.h. für unterschiedliche Weltsichten. Durch offene Fragen und gezielte Interventionen ermöglichen sie Bewusstseinsklarheit, neue Denk- und Verhaltensweisen, persönliche Spiritualität und Lebenssinn. Begleitende sprechen die Sprache der Klientinnen und Klienten. Situativ können beispielsweise spirituelle Ressourcen als »höheres Selbst« oder »innere Quelle« bezeichnet werden. Die Deutungshoheit über Erlebtes wird der betroffenen Person überlassen.

Begleitende informieren die Klientinnen und Klienten, dass sie bei meditativem Vorgehen oft vermehrt visuell, auditiv oder sensorisch wahrnehmen. Dies mindert hinderliche Erwartungen und erzeugt Offenheit gegenüber auftretenden Impulsen.

Beispiel *von Manuela Grieser* Ich treffe mich mit einer Klientin zum Bezugspersonengespräch im Garten. Ich frage, ob sie mit mir eine Übung aus dem Achtsamkeitskurs machen würde, den sie besucht. Sie meint, sie erinnere sich an keine Übung, aber wir könnten mit nackten Füßen umherlaufen. Wir spüren also das warme, weiche Gras, den aufsteigenden Duft des Moosbodens, kleine Fichtennadeln unter den Füßen. Bei mir kommen Kindheitserinnerungen an Ferien hoch, der Geruch war damals der Gleiche: warmer Boden mit Fichtennadelduft. Ich erzähle das der Klientin und sie beschreibt ihre Kindheitserinnerung von Ferien: ein warmer Kachelofen bei der Großmutter, ein warmer kuscheliger Ort, an dem es nach Selbstgebackenem duftete. Wir bauen diese Erinnerung in eine Imaginationsübung ein. <

Praxisbeispiel: Selbstmitgefühl erschließen

Diese Anwendung ist eine Form des Perspektivwechsels. Sie wird ambitionslos, quasi als Experiment durchgeführt. Zuvor wurde eine Belastung gemeinsam herausgearbeitet. Betroffene blicken durch die Augen einer liebevolle Person auf sich selbst. Sie kann vorher bestimmt, bei Bedarf auch erfunden werden. Menschen mit wenig Containment oder mit Wahnvorstellungen wählen eine reale Person.

– – –

– – –

Stelle dir eine Person oder ein Wesen vor, das dir sehr wohlgesinnt ist und dich liebt. (Dies wird gemeinsam besprochen und ausgewählt.)

– – –

Nimm wahr, wie du dich mit dem besprochenen Thema fühlst.
Wie empfindest du das Thema körperlich?
Wie fühlt es sich an?
Wie denkst du darüber?
Welche inneren Bilder, Worte und Empfindungen hast du, wenn du an die besprochene Belastung denkst?

– – –

Stelle dir vor, du stehst auf und lässt die Belastung auf dem Stuhl zurück.
Wenn du dir das vorstellen kannst, dann stehe jetzt vom Stuhl auf und lasse die Belastung zurück.

Nimm wahr, wie du dich ohne Belastung fühlst. Strecke und schüttle dich, gähne, wenn du magst.

– – –

Stelle dich neben den Stuhl, auf dem du die Belastung zurückgelassen hast. Betrachte dich von außen oder stelle dir dies vor.
Stelle dir vor, deine beste Freundin, dein bester Freund steht neben dir. Betrachte gemeinsam mit dieser Person deine Herausforderung.
Was rät sie dir? Oder was würde sie dir raten, wenn sie bei dir stehen würde?
Nimm wahr, wie liebevoll und unterstützend die Person über dich denkt.
Stelle dir vor, du betrachtest dich für eine Weile durch deren Augen.
Was ist das Liebevollste, das du selbst über dich denken kannst?
Was ist das Schönste, das du in dir sehen kannst?
Was ist das Unterstützendste, das du dir selbst geben kannst?
Stelle dir zum Schluss vor (oder mache es), wie du zu dir hingehst, dir den Rücken stärkst und dich liebevoll umarmst.

Der Verhaltensbereich

Der Verhaltensbereich umfasst das ganze Selbst einer Person. Dazu gehören bewusste sowie unterbewusste Motivationen, die ein Mensch in Bezug zu seinem Innern und seiner Umwelt besitzt, so z.B. das Bedürfnis nach gelingenden Beziehungen sowie Erkenntnisse über die eigene Ich-Stärke. Alle Ebenen der Lebensregulation spiegeln sich im Verhalten wider und müssen bei einer Verhaltensänderung miteinbezogen werden.
Um neues Verhalten auf allen Ebenen einzuführen, braucht es Zeit. Flankierend zu den hier aufgeführten Tools eignen sich beispielsweise körperliches Manifestieren neuen Verhaltens, emotionaler Stressabbau, Affirmationen und alle situativ passenden Interventionen.

Beispiel *von Maja Lo Faso* Meine Klientin konnte sich anfangs nur schwer auf sozialen Kontakt einlassen. Ihr Blick war flatterhaft, sie war in sich gekehrt und wirkte gehetzt. Wenn sie ihre Füße mit dem Ball massierte, war ihr Gleichgewicht unsicher und sie war angespannt. Anleitungen zur Körper- und Selbstwahrnehmung steigerten schnell ihr Stressempfinden. Dennoch wollte sie über körperliche Interventionen an ihrer Genesung arbeiten. So dosierten wir die Interventionen und machten von allem ein bisschen. Vor allem aber schufen wir den Raum für Wohlgefühl. Ihr Verhalten begann, sich zusehends zu verändern. Wenn ihr danach war, erzählte sie über das, was sie bewegte, sie lernte, Grenzen zu setzen und zu sagen, welche Interventionen sie nicht mochte, und sie erkannte, was ihr guttat. So arbeitete sie auch zu Hause zunehmend selbstbestimmt auf allen Ebenen weiter. Sie wurde nicht nur in meiner Praxis, sondern auch in der realen Welt immer selbstsicherer, traute sich neue Dinge zu und durchlief einen wunderbaren Genesungsprozess aus eigener Kraft. <

Praxisbeispiele: SORKC-Verhaltensanalyse und das ABC-Modell

Die SORKC-Verhaltensanalyse sowie das ABC-Modell nach Albert Ellis sind wichtige Modelle der Prozessbegleitung und werden im Kapitel »Konzeptionelles Vorgehen bei der ganzheitlichen Prozessbegleitung« (siehe S. 134) ausführlich vorgestellt. Sie begleiten Veränderungsprozesse und lassen Rückschlüsse auf irrationale Bewertungen, Annahmen und Gefühle zu erlebten Ereignissen zu. Sie können als Interventionen im Verhaltensbereich dienen.

Der soziale Bereich

Menschen sind soziale Wesen. Somit ist der soziale Bereich von besonderer Bedeutung, um Menschen auf ihren Genesungswegen zu begleiten. Er wird erschlossen, indem innere Impulse auf allen Ebenen wahrgenommen und wiederholt sowie eine Außenperspektive eingenommen wird. Die Techniken verdeutlichen eigenes Verhalten und geben Aufschluss darüber, wie äußere Einflüsse auf das Selbst einwirken. Mittels Selbstwahrnehmung, Reflexion, imaginärer Dialoge, Verhaltensänderung und Stressabbau können die Reaktion auf die Umgebung und das Beziehungsverhalten moduliert werden.

Begleitende nutzen Informationen, die sich aus der Lebenssituation der Klientinnen und Klienten ergeben. Sie unterstützen den Erkenntnisprozess, lassen aber die Betroffenen selbst führen. Indem geistige und emotionale Inhalte mit Körperempfindungen verknüpft werden, wird ein Bezug zur Realität hergestellt. Begleitende vermeiden es, Klientinnen und Klienten eigene Sichtweisen aufzudrängen, sie sozusagen in sie hineinzuprojizieren oder überfordernde Themen eigeninitiativ anzuschneiden. Eine Methode, die sich als sehr hilfreich erwiesen hat, ist das Riemann-Thomann-Kreuz, das wir im Hinblick auf die Ressourcen spezifiziert haben.

Beispiel *von Manuela Grieser* Ich klebe ein Kreuz mit Paketband auf den Boden. An den äußeren Enden stehen Nähe und Distanz, Dauer und Wechsel (siehe S. 158). Der Klientin erkläre ich, dass sich jeder Mensch zwischen den vier Polen anders bewegt. Alles ist richtig, es gibt keine Wertung. Es ist nur wichtig, sein Heimatgebiet zu kennen. Ich frage sie, wo sie sich einordnen würde: »Suchen Sie eher Nähe oder Distanz zu anderen Menschen? Ziehen Sie sich in Krisen eher zurück oder suchen Sie Nähe? Gehen Sie schnell Neues an oder vertiefen Sie lieber Altbekanntes? Ist Ihre Veränderungsbereitschaft in Herausforderungen groß oder ziehen Sie Stabilität und Kontinuität vor?« Ich lasse die Klientin das jeweilige Feld auf dem Kreuz einnehmen und frage sie, was sie dort wahrnimmt.

Beispiel *von Maja Lo Faso* In einer Gruppe ist die Stimmung gereizt, es kommt keine gemeinsame Entwicklung in Gang. In der Luft bzw. im intersubjektiven Bedeutungsraum liegt das Gefühl, dass andere hinderlich und mühsam sind. Ich lege das Riemann-Thomann-Kreuz groß auf dem Boden aus und verdeutliche jede Qualität. Alle dürfen sich auf dem Kreuz positionieren, ihre Ressourcen und Herausforderungen wahrnehmen und mitteilen. Es wird deutlich, wer welche Rolle einnimmt und welchen Beitrag leistet. Die Entwicklung nimmt Fahrt auf, die gegenseitige Wertschätzung steigt.

Praxisbeispiel: In den Schuhen des anderen

Die folgende Intervention hilft, das Gegenüber besser zu verstehen. Dies geschieht durch den Perspektivwechsel. Perspektivwechsel können sehr vielfältig mit unterschiedlichen Zielen durchgeführt werden.

– – –

– – –

Stelle dir vor, die Person, die du besser verstehen möchtest, sitzt (oder steht) dir gegenüber.

– – –

Nimm deinen spontanen körperlichen Impuls bei dieser Vorstellung wahr.
Vergrößere ihn. Was drückt er aus?
Bewege dich, nimm eine neutrale Körperhaltung ein.

– – –

Stelle dir vor, du wechselst auf den Platz deines Gegenübers.
Wechsle jetzt real auf den Platz deines Gegenübers.
Nimm auch hier deinen ersten körperlichen Impuls wahr. Vergrößere ihn. Wie fühlst du dich als dein Gegenüber?

Was sagst du? Welches ist deine Motivation zur Handlung? Was bewegt dich? Wie blickst du aus dieser Perspektive auf dein reales Selbst und die Situation? Löse die Konzentration auf, bewege dich, nimm eine neutrale Körperhaltung ein.

– – –

Begib dich auf einen neutralen Platz, außerhalb.
Betrachte dich und dein Gegenüber von außen.
Was braucht es, damit Entwicklung geschehen kann?
Was ist das Liebevollste und Klarste, was du über dich und dein Gegenüber denken kannst?

– – –

Löse die Konzentration auf. Was hast du Neues erfahren?

Der gestalterische Bereich

Im gestalterischen Bereich können wir die eigene Kreativität und deren intelligenten Fluss erleben, Vertrauen in kreative Prozesse gewinnen und sie auf andere Lebensbereiche übertragen. Kreativ gestaltend treten Menschen mit ihrem Unterbewussten, ihrer Umgebung und der Natur in Kontakt. Kreativität gibt unterbewussten Inhalten Gestalt und fördert so den Genesungsprozess. Begleitende leiten körperliche Entspannung ein, um Gehirn und Verhalten zu fluiden Neuverknüpfungen anzuregen. Sie thematisieren Leistungsansprüche, die kreatives Gestalten blockieren.
Erinnern wir uns an das Beispiel, in dem Manuela Grieser einen Sack Lego® und Playmobil® auf den Tisch geleert hat, so wird das Potenzial gestalterischer Interventionen deutlich. Ein Klient, mit dem kein längeres Gespräch möglich gewesen wäre, begann, ein Auto zu bauen, und fand dabei Zugang zu seiner intrinsischen Motivation und Biografie.

Praxisbeispiel: Naturarbeit

Die Arbeit mit der Natur stellt den Bezug zur natürlichen Umgebung und deren lebensspendenden Kraft her. Die Notizen zu dieser Übung können in der nächsten Sitzung besprochen und aufgegriffen werden.

– – –

– – –

Gehe in die Natur. Suche dir einen »magischen Ort«. Lege mit Naturmaterialien einen Kreis. Dieser symbolisiert dein gegenwärtiges Leben. Suche dir

natürliche Gegenstände, die deine Lebenssituation und was dir wichtig ist und Kraft gibt, symbolisieren. Lege die Gegenstände in den Kreis. Ist alles da, tritt in die Mitte des Kreises und spüre, wie dieser dich trägt. Verbinde dich mit dem Kreis, mit Erde und Himmel. Nimm deine Empfindung, Gefühle, inneren Bilder und Worte wahr.
Mache ein Foto oder eine Zeichnung von deinem Kreis.

– – –

Lege einen zweiten Kreis, der für dein zukünftiges Leben steht. Welche Symbole legst du in den zweiten Kreis?
Begib dich in den ersten Kreis und verbinde dich mit diesem. Welche Gefühle, Empfindungen, inneren Bilder und Worte nimmst du wahr? Gehe nun bewusste Schritte zum zweiten Kreis. Was fühlst du auf dem Weg zwischen den Kreisen? Was empfindest du im zweiten Kreis? Nimm alle deine Eindrücke wahr. Bleib im zweiten Kreis, verbinde dich mit deinem Ziel, mit Erde und Himmel.
Mach ein Foto, zeichne oder schreibe auf, was du erlebt hast.

Konzeptuelles Vorgehen bei der ganzheitlichen Prozessbegleitung

Fachpersonen und informell Begleitende können Menschen mit psychischen Herausforderungen somit in vielerlei Hinsicht auf allen Ebenen der Lebensregulation unterstützen. In diesem Kapitel gehen wir auf wichtige Modelle und Theorien ein, die ein konzeptionelles Vorgehen bei der ganzheitlichen Genesungsbegleitung ermöglichen. Körper, Emotionen und Geist, soziales Umfeld, Biografie, Identität und Copingstrategien werden in den Pflegeprozess integriert. Die Ausführungen richten sich insbesondere an Pflegefachpersonen und Berufsgruppen, die in der psychosozialen Versorgung tätig sind.
Zunächst stellen wir Modelle vor, die ein vertieftes Verständnis für psychische Krankheitsphänomene schaffen; wir erläutern anhand der personenzentrierten Theorie nach Carl Rogers das Selbstkonzept, gehen auf die SORKC-Verhaltensanalyse ein, stellen das ABC-Modell nach Ellis und das kognitive Modell nach Beck vor. Das darauffolgende »Fassmodell« dient dazu, gemeinsam mit der Klientin oder dem Klienten die Belastungssituation zu erschließen. Im Anschluss führen wir die Heldenreise nach Campbell und die Theorie U nach Scharmer ein, die beide hilfreich sind, um Veränderungsprozesse multidimensional zu begleiten. Das Riemann-Thomann-Kreuz stellt – ressourcenorientiert gedeutet – individuelle Vorlieben, Tendenzen und Gruppendynamiken bei der integrativen Begleitung dar. Jedes dieser Modelle und Konzepte kann in den Pflegeprozess eingebunden werden und ermöglicht einen vertieften, ermutigenden Blick auf psychische Herausforderungen.

Selbstkonzept und Selbstwert

Nach der personenzentrierten Theorie des Psychologen Carl Rogers (1980, 1981) ist der Mensch ein bewusst handelndes Individuum, das von seinen Erfahrungen geleitet wird. Jeder Mensch entwickelt aus seinen Erfahrungen ein Selbstkonzept – eine bildhafte Vorstellung seiner selbst. Es besteht aus Wahrnehmungen, Empfindungen und Werten, die auf bestimmte Weise strukturiert sind. Rogers unterscheidet zwischen Real-Selbst und Ideal-Selbst. Stimmen die beiden überein – macht eine Person reale Erfahrungen, die sich mit ihren Idealen decken; die also der Wirklichkeit entsprechen und nicht nur in der Vorstellung vorhanden sind –, spricht man von Kongruenz. Die Person ist mit sich im Reinen, akzeptiert ihre Schwächen und nutzt ihre Stärken. Kongruent können neue, schwierige Erfahrungen leichter integriert werden – das Selbstkonzept bleibt durchlässig, die psychische Verfassung stabil (siehe Abb. 7).

Abbildung 7 **Kongruentes Selbstkonzept**

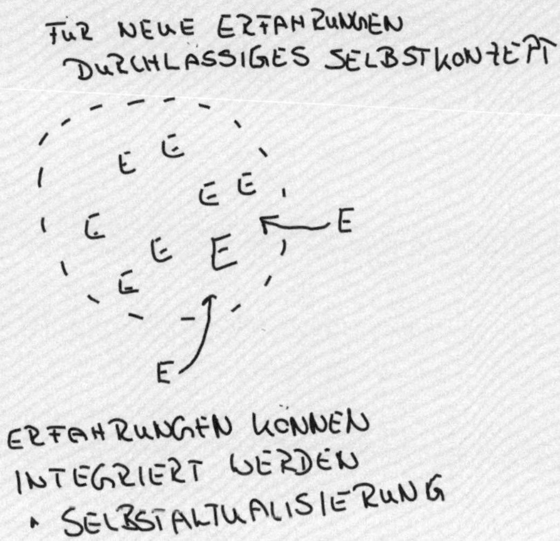

Werden Menschen mit Erfahrungen konfrontiert, die stark vom bestehenden Selbstkonzept abweichen, braucht es integrierende Anpassungsleistung. Geschieht diese nicht, werden also Erfahrungen oder Handlungen aufgrund von Idealen und Selbstbild nicht akzeptiert, klaffen Real- und Ideal-Selbst auseinander. Abgespaltene Erfahrungen erzeugen inneren Druck und eine eingeschränkte Wahrnehmung. Ein starres, undurchlässiges Selbstkonzept entsteht, die psychische Stabilität ist in Gefahr (siehe Abb. 8). So findet eine Frau keine Möglichkeit, die Gewalt ihres Partners in ihr Selbstbild zu integrieren und verleugnet diese vor sich selbst und dritten. Beim Teenager, der stete Rückmeldung bekommt, er sei faul und es würde nichts aus ihm werden, driften Real- und Ideal-Selbst durch äußere Einflüsse auseinander. Eine andere Jugendliche lehnt ihr Real-Selbst aus eigenen Stücken ab und baut ihr Ideal-Selbst auf, indem sie einer Influencerin nacheifert.

Abbildung 8 **Inkongruentes Selbstkonzept**

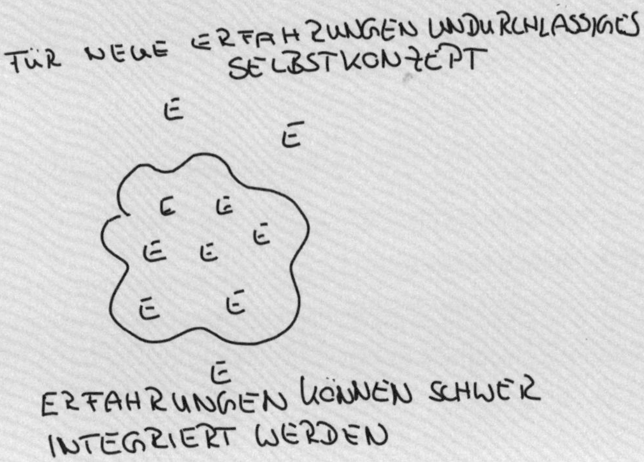

Grundsätzlich versuchen Menschen, die Diskrepanz zwischen Erfahrungen und Selbstkonzept kleinzuhalten. Liegen jedoch Real- und Ideal-Selbst weit auseinander, finden also viele Erfahrungen außerhalb des Selbstkonzeptes statt, muss dieses stets angepasst werden. Anpassung bedeutet Anstrengung. Erfahrungen, die das Ideal-Selbst infrage stellen, wirken bedrohlich. Menschen müssen ihr ideales Bild von sich selbst verteidigen. So schreit ein Vater seine Kinder an, obwohl dies in seinem Selbstkonzept keinen Platz hat. Danach braucht er viel Energie, um sich zu rechtfertigen und sein Tun der Mitwelt zuzuschreiben.
Durch zahlreiche Abwehrmechanismen, die Anna Freud (1936) erstmals definiert hat, wie Verleugnen, Verdrängen, Regression (Rückzug in frühe Entwicklungsphasen) oder Sublimieren (Umwandeln und Erhöhen), werden »nicht ideale« Erfahrungen dem Ideal-Selbst angepasst. Dieser Vorgang wird als Inkongruenz bezeichnet und führt langfristig oft zu inneren Spannungen, Ängsten und Krisen. Um inneres Gleichgewicht zu finden, sind Real- und Ideal-Selbst in Einklang zu bringen. Dies geschieht, indem erstens Realitäten und damit einhergehende Erschütterungen möglichst bedingungslos angenommen werden. Zweitens dient es, eigene Ideale zu hinterfragen und der Realität anzupassen. Die kongruente Einschätzung der Situation und des Selbst macht positive Entwicklung erst möglich. So bedingt es bei der Frau, die gleichzeitig eine bedrohliche berufliche, psychische und körperliche Erfahrung durchläuft, dass sie von ihren hohen Idealen an Karriere und Erfolg ablässt, um die Situation bestmöglich zu bewältigen. Indem sie dies tut, reduziert sie den inneren Druck,

sie lernt mit den Gegebenheiten umzugehen, kann genesen und gewinnt durch die Erfahrung an Tiefe und Resilienz.

Nach diesen Erkenntnissen kann der Eindruck entstehen, dass ein positives Selbstbild und hohes Selbstbewusstsein die Resilienz gegenüber psychischer Erkrankung erhöht; starkes Selbstbewusstsein kann jedoch abträglich sein. Lassen sich Kritik, Misserfolge und Ablehnung nicht mit dem Selbstbild vereinbaren, entsteht ebenfalls Inkongruenz. Ein hoher Selbstwert birgt nachweislich das Risiko von fehlender Empathie, asozialem Verhalten und Gewalt (Baumeister u. a. 1996). Menschen mit hohem Selbstwert sind verletzlich und reagieren auf Kritik mit Verstimmung und Aggression. Sie haben ein erhöhtes Bedürfnis nach Bewunderung und einen Mangel an Mitgefühl. Entgegengesetzt bestand lange die Annahme, dass ein schlechtes Selbstbild und niedriges Selbstwertgefühl das Risiko von Angst und Depression bergen. Es ist jedoch genau umgekehrt – ein niedriges Selbstwertgefühl ist *die Folge* von Angst und Depression (Angst, Dobler-Mikola 1984).

Bedingungslose Annahme der Realität und des Selbst sowie empathische Auseinandersetzung mit negativen Erfahrungen und eigenen Idealen bringen Real- und Ideal-Selbst in Einklang. Daraus resultieren Selbstwirksamkeit und ein gesunder Selbstwert, in dem auch Misserfolge, negative Gefühle und Kritik Platz haben.

PRAXISANLEITUNGEN *Biografiearbeit; Wandel des Selbstbilds; Persönliche Grundwerte,* **MB**

Das SORKC-Modell

Das SORKC-Modell (Caspar u. a. 2017) basiert auf der operanten Konditionierung nach Skinner (siehe S. 81) und erweitert diese um die individuellen lerngeschichtlichen Voraussetzungen, also um die biografischen und biologischen Gegebenheiten, die Menschen unterschiedlich handeln lassen. Jedes Problemverhalten wird durch spezifische, anfangs unbekannte Bedingungen ausgelöst und aufrechterhalten. Die Verhaltensanalyse bezweckt, diese Bedingungen aufzudecken, damit eine strukturierte Behandlungsstrategie aufgebaut werden kann. Das Akronym »SORKC« beschreibt diejenigen Faktoren, die zu einem bestimmten Verhalten führen: Stimulus – Organismus – Reaktion – Kontingenz – Konsequenz (engl. consequence).

Abbildung 9 **Das SORKC-Modell** (nach Neudeck, Mühlig 2013)

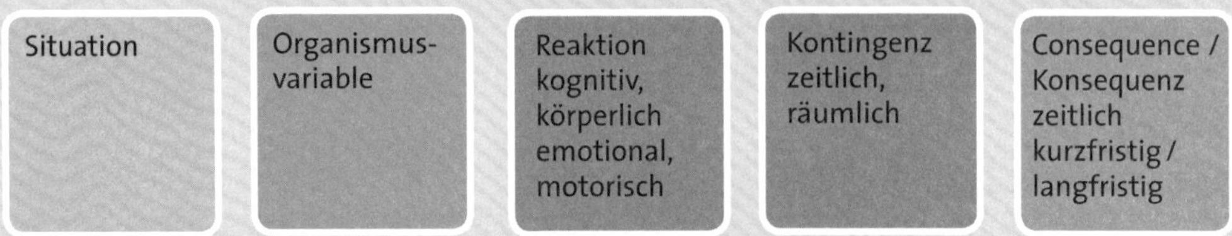

Bei der SORKC-Verhaltensanalyse beschreibt die Klientin oder der Klient eine isolierte Situation möglichst detailliert.

Stimulus Die Fachperson erfragt die auslösende Situation. Diese entsteht durch externe und interne Stimuli, die auf den Organismus einwirken:

Beispiel Herr Rudolf steht mit seiner Ehefrau im Lebensmittelladen vor der Obstauslage (externer Stimulus). Gerne würde er sich gesünder ernähren: »Der Arzt hat recht, ich muss nicht über Verdauungsprobleme klagen, wenn ich keine Früchte esse (interner Stimulus).« Er berührt flüchtig eine Schachtel mit Erdbeeren.

Organismusvariable Die Fachperson arbeitet individuelles Verhalten, Persönlichkeitsmerkmale, Toleranz von Frustration und Unsicherheit, körperliche Wahrnehmungen, Lernerfahrungen und Selbstbild mit dem Klienten heraus:

Beispiel Herr Rudolf denkt: »Ich habe die Beeren berührt und könnte mich mit dem Fuchsbandwurm angesteckt haben.« Seine Nackenhaare sträuben sich, er fühlt Ekel, wenn er an Würmer denkt. Laut ärztlicher Anamnese hatte Herr Rudolf noch nie eine Infektion mit Parasiten. Aus der Biografie ist jedoch bekannt, dass die Mutter stets davor gewarnt hat.

Reaktion Die kognitive, körperliche, emotionale und verhaltensbezogenen Reaktion wird detailliert erfragt:

Beispiel Herr Rudolf denkt (kognitiv): »Die Beeren sind schmutzig. Sie wachsen nah am Boden, wo es Würmer gibt. Ich könnte mich infizieren.« Er fühlt (emotional): Integritätsverlust, Ekel, Aggression. Sein Körper reagiert (körperlich): mit gesträubten Nackenhaaren, Schwitzen und Übelkeit. Er passt sein Verhalten an (verhaltensbezogen): Er säubert seine Hände mit einem

Desinfektionstuch und vermeidet weitere Berührungen mit den Beeren. Statt der Beeren kauft er Schokolade und Eis. <

Kontingenz Zwischen der Situation, dem Verhalten und der Konsequenz stellen sich zeitliche und räumliche Zusammenhänge ein.

> **Beispiel** Jedes Mal (zeitlich), wenn Herr Rudolf einkauft und am Obstregal vorbeigeht (räumlich), kommen die Infektionsgedanken bei ihm hoch. Er verknüpft das Obst und Gemüse mit seinen Ängsten. <

Konsequenz Die Fachperson erkundigt sich, wie sich das Verhalten kurz- und langfristig auf das Leben auswirkt, und fragt nach der subjektiven Qualität: Wie bewertet der Klient die Situation?

> **Beispiel** **Kurzfristige Konsequenzen:** Durch die Händedesinfektion hat Herr Rudolf weniger Angst, sich zu infizieren. Seine Frau beschwert sich über sein Verhalten. Er fühlt Scham und Schuld. <

> **Beispiel** **Langfristige Konsequenzen:** Sein Verhalten beeinflusst die Beziehung zu seiner Frau. Er bekommt Ekzeme aufgrund von Stress und häufigem Desinfizieren. Er ernährt sich ungesund, verzehrt kein rohes Gemüse und Obst. Dies wirkt sich negativ auf sein Gewicht und seinen Gesundheitszustand aus. <

PRAXISANLEITUNG *SORKC-Verhaltensanalyse,* **VB**

Hat die Fachperson mit Herrn Rudolf so viel Wissen über belastendes Verhalten herausgearbeitet, stellt sich die Frage, welche praktischen Ansätze durch integrative Begleitung offenstehen. Wir bieten im Folgenden auf allen Ebenen der Lebensregulation und im sozialen Bereich Impulse, wie die beschriebene Situation weiter bearbeitet werden kann:

Kognitiver Bereich Die Fachperson gleicht mit Herrn Rudolf dessen Verhalten mit dem anderer Menschen ab. Sie erfragt, warum nicht alle Menschen, die Früchte und Gemüse essen, erkranken würden. Durch Studien über die Häufigkeit von Parasitenerkrankungen und Reflexion kann Herr Rudolf erkennen, dass seine Ängste irrational sind. Durch gezielte Fragen der Begleitenden wird ihm sein gesundheitsschädigendes Verhalten bewusst und was er durch persönliche Entwicklung an Gesundheit und Genuss gewinnen kann. Seine Krankheitseinsicht und Veränderungsbereitschaft wachsen.

Emotionaler Bereich Die Fachperson thematisiert empathisch die Gefühlslage. Herr Rudolf kristallisiert seine Ängste und negativen Selbstgefühle sowie die Schuld- und Schamgefühle gegenüber seiner Frau heraus. Die Fachperson bietet Techniken des Stressabbaus an und vermittelt Hintergrundwissen. Sie motiviert Herrn Rudolf, die Übungen vor und bei jedem Einkauf anzuwenden und deren Wirkung im Anschluss zu reflektieren.

Körperlicher Bereich Die Fachperson erarbeitet mit Herrn Rudolf ein alternatives, neues Körperbild. Sie stärkt Empfindungen und Körperhaltungen, die mit Wohlgefühl, Genuss und Interesse in Verbindung stehen. Sie arbeitet mit der Atmung und förderlichen inneren Bilder. Die Fachperson leitet zu Achtsamkeit beim Essen von frischen Lebensmitteln an – dabei fokussiert Herr Rudolf Geruch und Geschmack. Die Fachperson beginnt beispielsweise mit Nahrungsmitteln, die eine Schale haben, wie Orangen und Bananen, und arbeitet später mit schalenlosen Früchten wie Äpfeln oder Erdbeeren.

Sozialer Bereich Die Fachperson führt ein trialogisches Gespräch mit Herrn Rudolf und seiner Frau. Sie vermittelt beiden Achtsamkeitstechniken und Stressabbau, gibt Raum für ihre Gefühlslage und würdigt die Unterstützung von Frau Rudolf. Mittels Perspektivwechsel ermöglicht die Fachperson, dass Herr und Frau Rudolf jeweils das Erleben des anderen verstehen können. Durch den Einbezug von Frau Rudolf in das Achtsamkeitstraining beim Essen schafft sie einen gemeinsamen Erlebnisraum und lebendigen Austausch, der zu Hause fortgesetzt werden kann. Wissensvermittlung über die Erkrankung hilft beiden, die Belastung einzuordnen.

Praktischer Bereich Ist das Stresslevel gesunken und willigt Herr Rudolf zur weiteren Exposition ein, kann sich die Fachperson mit ihm (und auf Wunsch mit seiner Frau) in einem Garten treffen. Sie kann Früchte mitbringen, um diese – nach dem Waschen – visuell, haptisch, olfaktorisch und gustatorisch gemeinsam zu erkunden. Dabei nehmen alle achtsam ihre Sinneseindrücke wahr. Auftretende Gefühle, körperliche Reaktionen und Sinnesempfindungen werden geteilt. Der Klient gibt das Tempo vor. Weiter können sie spazieren, über die Natur philosophieren und darüber, wo letztendlich alle Nahrung wächst. Die Fachperson kann eine passende Bilderreise oder Gestaltung anleiten, bei der sich Herr Rudolf auf seine Weise mit der Natur verbindet. So kann er positives Erleben verankern.

Die ABC-Theorie nach Ellis

Denken wir an Watsons Rattenexperiment (siehe S. 80), können wir erkennen, dass menschliche Erfahrungen immer eine Synthese aus Ereignis, Beurteilung und daraus erfolgendem Gefühl sind. Albert Ellis hat die Erkenntnisse dieses Experimentes in seinem Modell weiterentwickelt (Ellis, Ellis 2019). Dieses zeigt drei Schritte menschlicher Informationsverarbeitung. Das Akronym »ABC« steht für: activating experience (aktivierende Erfahrung, inneres oder äußeres Ereignis) – beliefs (Annahmen, Interpretationen und Beurteilung) – consequences (Konsequenzen, Verhalten und Gefühle). Für therapeutische Zwecke fügte Ellis die Buchstaben D und E hinzu: disputation (Infragestellung ungünstiger Annahmen) – effect (kognitive Umstrukturierung, bei der positive neue Erfahrungen gemacht werden).

Eine Geschichte von Paul Watzlawick (1986, S. 37) veranschaulicht das ABC-Modell von Ellis:

Ein Mann will ein Bild aufhängen. Den Nagel hat er, nicht aber den Hammer. Der Nachbar hat einen. Also beschließt unser Mann, hinüberzugehen und ihn auszuborgen. Doch da kommt ihm ein Zweifel: »Was, wenn der Nachbar mir den Hammer nicht leihen will? Gestern schon grüßte er mich nur so flüchtig. Vielleicht war er in Eile. Aber vielleicht war die Eile auch nur vorgetäuscht und er hat was gegen mich. Und was? Ich habe ihm nichts angetan; der bildet sich da etwas ein. Wenn jemand von mir ein Werkzeug borgen wollte, ich gäbe es ihm sofort. Und warum er nicht? Wie kann man einem Mitmenschen einen so einfachen Gefallen abschlagen? Leute wie dieser Kerl vergiften einem das Leben. Und dann bildet er sich noch ein, ich sei auf ihn angewiesen. Bloß weil er einen Hammer hat. Jetzt reicht's mir wirklich.« Und so stürmt er hinüber, läutet, der Nachbar öffnet, doch noch bevor er »Guten Tag« sagen kann, schreit ihn unser Mann an: »Behalten Sie Ihren Hammer, Sie Rüpel!«

Nach dem ABC-Modell entstehen psychische Erkrankungen, wenn Menschen irrationale Bewertungen, Annahmen und Gefühle zu erlebten Ereignissen in sich tragen. Ellis hat vier Grundkategorien identifiziert: absolute Glaubenssätze, negative Selbst- und Fremdbewertungen, Katastrophisieren und eine niedrige Frustrationstoleranz.

Grundkategorien irrationaler, negativer Beurteilungen nach Ellis
(Kriz 2014)

Absolute Forderungen Wünsche werden zu absoluten Forderungen gegenüber dem Selbst und der Welt. Dies drückt sich in Glaubenssätzen wie »Ich muss ... darf nicht ...«, »Andere müssen ... dürfen nicht ...« aus.

Globale negative Selbst- und Fremdbewertungen Statt negative Eigenschaften zu erkennen, wird die ganze Person negativ bewertet. Glaubenssätze, Annahmen und Urteile wie »Ich bin wertlos, ein Versager, Taugenichts« oder »Du bist wertlos, ein Versager, Taugenichts« drücken dies aus.

Katastrophisieren Herausforderungen werden als Katastrophe gewertet. Es wird immer das Schlimmstmögliche erwartet. Diese Einstellung äußert sich in Aussagen wie »Wenn XY passiert, ist dies eine totale Katastrophe« oder »Es könnte X oder gar Y passieren«.
Niedrige Frustrationstoleranz Schwierige Ereignisse können nicht ausgehalten werden. Sätze wie »Ich kann es nicht ertragen, wenn ...«, »Ich halte nicht aus, dass ...« sind häufige Beispiele.

Zusätzlich hat Ellis elf weitere irrationale Überzeugungen identifiziert, die Menschen davon abhalten, gelassen und resilient durchs Leben zu gehen:

- Ich muss von allen geliebt werden.
- Ich bin nur wertvoll, wenn ich kompetent und erfolgreich bin.
- Manche Menschen sind doof und müssen dafür bestraft werden.
- Es ist eine Katastrophe, wenn Dinge anders laufen, als ich es will.
- Es könnte etwas passieren, dies macht mir Angst, ich erwarte Gefahr.
- Menschen oder Ereignisse sind schuld, dass es mir schlecht geht.
- Ich nehme die Dinge, wie sie sind, ich kann nichts daran ändern.
- Ich brauche einen starken Menschen zum Anlehnen.
- An meinem Verhalten kann ich nichts ändern.
- Ich muss mich über andere Leute aufregen.
- Es muss für jedes Problem die perfekte Lösung gefunden werden.

Ellis' Modell zeigt, wie wirkungsvoll die eigene Beurteilung von Ereignissen ist. Würden auf Erfahrungen unmittelbar Gefühle – ohne subjektive Beurteilung dazwischen – folgen, wären Gefühle mit unabänderlichen Reflexen vergleichbar. Zwischen Ereignis und Gefühl liegt jedoch eine Emotion und deren Bewertung und diese ist wandelbar. Bewertung gegenüber Ereignissen und Emotionen ist ein zentraler Ansatz, um das psychische Befinden zu verändern.

Beispiel Eine Pflegeperson stöhnt, als eine neue Patientin auf die Station kommen soll: »Oh, schon wieder so eine Borderlinerin, das gibt nur wieder Probleme (globale Fremdbewertung, Katastrophisieren).« Hilfreich wäre es zu sagen: »Heute tritt eine Person mit der Symptomatik einer Borderline-Persönlichkeitsstörung ein. Wir haben bereits zwei Patientinnen mit dieser Diagnose auf der Station. Ich persönlich habe Angst vor der Dynamik der Erkrankung, es fällt mir schwer, zu Betroffenen eine gute Beziehung aufzubauen – ich habe stets das Gefühl, dass etwas Unberechenbares in der Luft liegt.«

Aus der Sicht des integrativen Ansatzes können wir sagen, dass jede irrationale Überzeugung auch im Selbstgefühl, den Emotionen und im Körpergeschehen verwurzelt ist und sich biografisch entwickelt hat. Der zentrale Ansatz Ellis' zielt darauf ab, auf kognitiver Ebene »negative Beurteilungen« zu erkennen. Um solche Überzeugungen aufzudecken, ist es hilfreich, die Art der eigenen Situationsbeschreibungen oder die des Gegenübers bewusst wahrzunehmen.
Hinter Aussagen wie »Mein Freund hat mich auf der Party überhaupt nicht beachtet« oder »Ich habe meiner Chefin erzählt, was ich alles mache, und ihr alle Tätigkeiten aufgelistet, sie hat trotzdem nicht bemerkt, dass ich völlig überlastet bin« könnte sich eine absolute Forderung verbergen. Die Erwartung, dass meine Bedürfnisse im Zentrum stehen, ohne diese oder meine konkreten Wünsche anzusprechen.
Eine Möglichkeit, ganzheitlich mit irrationalen Überzeugungen zu arbeiten, liegt folglich in der emotionalen, reflexiven, verhaltensbezogenen und körperlich empfundenen Ausarbeitung solcher Aussagen. Fragen können sein: »Wie fühlt sich diese Situation für Sie an (Emotion)? Was haben Sie im ersten Moment gedacht (Kognition)? Wenn Sie aus jetziger Sicht über diesen ersten Gedanken nachdenken, was würden Sie sagen (Reflexion)? Welche Körperhaltung und Bewegung ruft diese Überzeugung bei Ihnen hervor? Welche inneren Bilder löst die Überzeugung in Ihnen aus? Wenn Sie diese Überzeugung ablegen würden, was passiert dann? Was wäre das positive Gegenstück zu dieser Überzeugung?«
Es geht darum, die Situation aus verschiedenen Blickwinkeln zu betrachten. Bodenanker können unterstützend im Raum ausgelegt werden. Anker werden mit der irrationalen Überzeugung, deren positivem Gegenstück, mit Loslassen und was es dazu braucht, beschriftet und im Raum ausgelegt. Stellt sich die betroffene Person auf die jeweiligen Anker, kann sie durch Körper und Imagination mehrdimensionales Wissen über sich selbst und ihre Entwicklungsmöglichkeiten gewinnen. Abschließend wird die irrationale Überzeugung mit Stressabbau desensibilisiert und die neue Haltung verinnerlicht.

Irrationale, negative Beurteilungen lassen sich durch Körper-, Selbstwahrnehmung und Reflexion verändern und durch positive Annahmen und Bewertungen sowie Stressabbau ersetzen.

PRAXISANLEITUNGEN *Focusing; Stressabbau,* **EB** | *Das innere Team,* **MB** | *YouTube: Ernie und der Staubsauger (www.youtube.com/watch?v=Fw5F5n2u5os)*

EINLADUNG ZUR SELBSTERFAHRUNG

Sprechen Sie verschiedene irrationale Überzeugungen aus, die Sie beobachten. Nehmen Sie wahr, wie sich diese körperlich, in Bewegung und Selbstgefühl auswirken. Welche Haltung nehmen Sie ein, welche Bilder treten in Ihnen auf? Gibt es eine irrationale Überzeugung, die Sie selbst kennen? Bearbeiten Sie diese mit der beschriebenen Anleitung. Halten Sie Ihre Erfahrung im Journal fest.

Kognitives Modell nach Beck

Der Psychiater Aaron T. Beck gilt als Vater der Verhaltenstherapie. Ähnlich wie Ellis geht er davon aus, dass psychologische Probleme auf Denkfehlern gründen, die ihrerseits auf kognitiven Schemata basieren. Auf dieser Grundannahme fußend entwickelte er ein kognitives Erklärungsmodell der Depression (Kriz 2014). »Denkfehler« entsprechen in seiner Theorie den »irrationalen Überzeugungen« nach Ellis. Nach beiden Ansätzen beunruhigen nicht die Lebenssituationen an sich den Menschen, sondern seine Vorstellung von den Dingen. Vorstellungen lassen sich ändern, der Mensch ist somit seinen Umwelteinflüssen und auch Erfahrungen nicht hilflos ausgesetzt.

Erfahrungen entwickeln sich nach Becks Theorie zu Grundeinstellungen gegenüber sich selbst und anderen. So entstehen belastende und positive Schemata, die unterbewusst wirken: »Ich bin schlecht«, »Ich bin liebenswert«, »Männern darf man nicht widersprechen«, »Alle dürfen ihre Meinung kundtun«, »Mütter müssen sich aufopfern« oder »Väter haben eigene Interessen«. Schemata können funktional (unterstützend bei der Lebensgestaltung und Problembewältigung) oder dysfunktional (destruktiv und schmerzlich) sein. Sie lassen Menschen auf dasselbe Ereignis unterschiedlich reagieren, indem dieses mit inneren Schemata abgeglichen wird und entsprechendes Verhalten auslöst.

Dysfunktionale Grundannahmen und Denkschemata fördern psychische Störungen – die Betroffenen neigen in den belastenden Situationen dazu, sich selbst, ihre Umwelt und ihre Zukunft negativ zu bewerten und sich immer wieder mit den belastenden Gedanken zu beschäftigen, bis sie schlüssig und plausibel erscheinen (kognitive Triade).

Abbildung 10 **Kognitives Modell nach Beck** (angelehnt an KRIZ 2014)

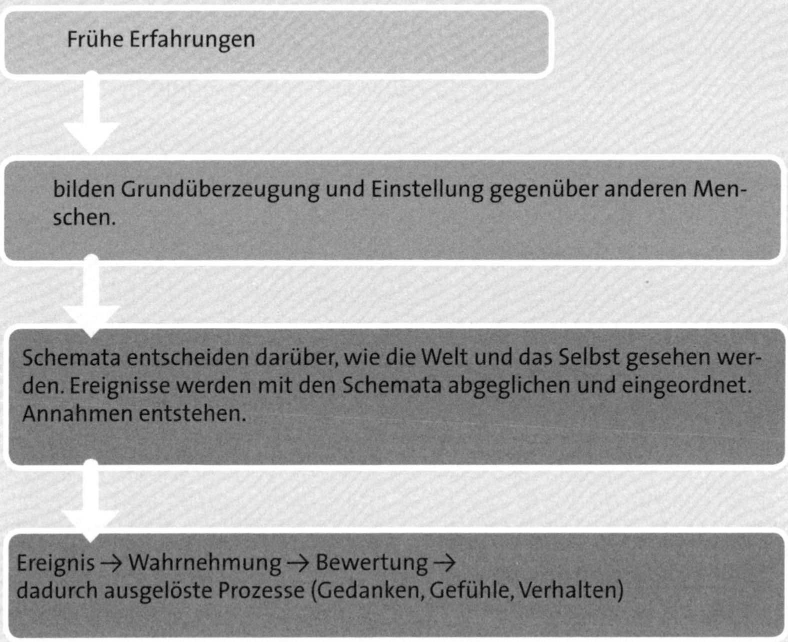

Typische Denkfehler nach Beck (KRIZ 2014)

Personalisieren Ereignisse der Außenwelt werden auf die eigene Person bezogen.
Polarisieren Die Welt wird in nicht zu vereinbarende Gegensätze eingeteilt, z.B. gut und böse oder gesund und krank.
Selektive Abstraktion Bestimmte Ereignisse oder Situationen werden herausgegriffen und überbewertet.
Übergeneralisierung Einzelne Ereignisse werden verallgemeinert.
Übertreibungen Ereignisse werden verzerrt und übertrieben wahrgenommen.

Aus Sicht der neurologischen Erkenntnisse über die Ebenen der Lebensregulation und der Verhaltensforschung können wir sagen, dass Denkfehler und

Grundeinstellungen auch körperlich, emotional und gefühlt in der Persönlichkeit verankert sind. Sie sind sozusagen die Spitze des Eisbergs, manifestieren sich jedoch auf allen Ebenen des Seins. Ihr Ursprung kann oft in den tiefen Schichten der Persönlichkeit ausgemacht werden und geht auf negative oder unverarbeitete Erlebnisse zurück. Kognition ist im Körper und Emotionalbereich begründet.

Beispiel Ich bin abgrundtief dumm – so meine lebenslang kultivierte Haltung. Irgendwie schaffte ich es nicht, einfachste Dinge auf die Reihe zu kriegen, was meine Überzeugung stets erneut bestätigte. Erst als ich biografische Belastungen und Stressoren bearbeitet hatte, wendete sich das Blatt und ich begann, Erfolge zu verbuchen. Leider habe nicht nur ich selbst, sondern auch mein Umfeld hat mir den Platz der Dummen zugewiesen. Als ich und meine Einstellung gegenüber mir selbst sich veränderten, musste ich mir ein neues Umfeld suchen, das mich mit meiner neuen Realität akzeptierte. <

In der integrativen Begleitung geht es darum, negative Schemata zu erkennen und mittels Bewusstheit und gezielten Interventionen auf allen Ebenen zu wandeln. Mittels Perspektivwechsel wird die Realität anderer Menschen spiegelnd erfahren, um von ihnen zu lernen oder Beziehungen zu klären. Durch Focusing können Gefühle zu erlebten Situationen wahrnehmbar werden. Werden Schemata mit ihrem Ursprung in Zusammenhang gebracht und durch Stressabbau abgemildert, können sie sich auflösen.

PRAXISANLEITUNGEN *Focusing,* **EB** | *Schemata,* **VB** | *Glaubenssätze; Perspektivwechsel,* **MB**

EINLADUNG ZUR SELBSTERFAHRUNG

Nehmen Sie wahr, in welchem Lebensbereich Sie sich entwickeln möchten. Können Sie Grundannahmen, vielleicht Denkfehler, die Ihre Entwicklung einschränken, benennen? Visualisieren Sie auf Ihre Weise den Bereich, den Sie erschließen möchten, und diejenigen Schemata, die Sie daran hindern. Welche Erfahrungen, Gefühle und Körperempfindungen sind mit ihnen verbunden? Welches Verhalten resultiert aus den Schemata? Gestalten Sie Ihren Entwicklungswunsch auf allen Ebenen Ihres Seins, nutzen Sie beispielsweise die Techniken der Naturarbeit (**GB**) und des Stressabbaus (**EB**). Visualisieren Sie alternative Verhaltensweisen und unterstützende Grundannahmen z.B. in Form von Affirmationen (positiven Glaubenssätzen).

Das Fassmodell

Abbildung 11 **Fassmodell**

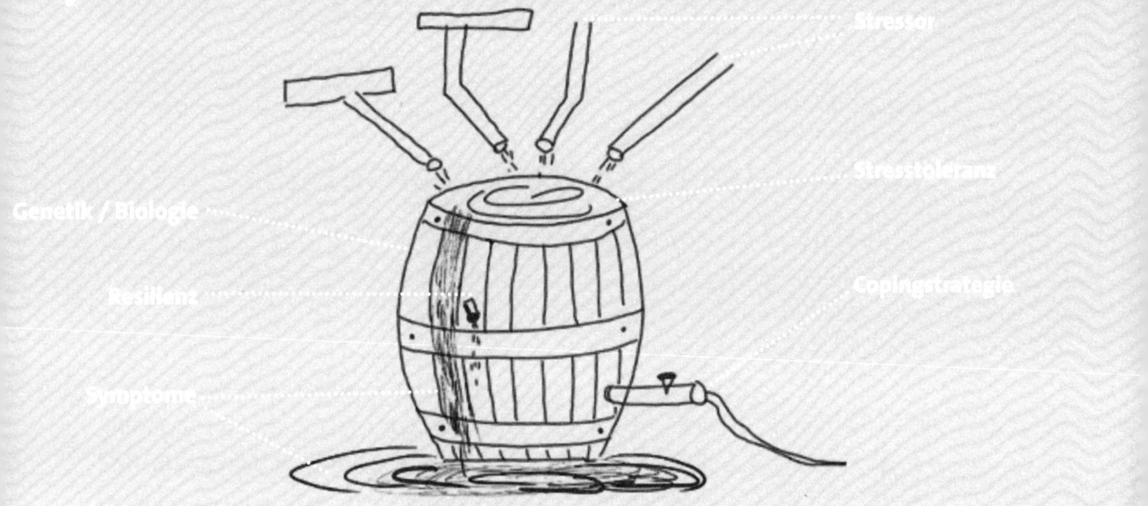

Eine wirksame Methode, um mit Klientinnen und Klienten deren Ressourcen, Symptome, Stressoren, Copingstrategien und Krankheitsursachen zu erörtern, ist das Vulnerabilitäts-Stress-Modell (ROBIN 2019). Es kann verschieden dargestellt werden: als Waage, Gefäß oder Fass. Bei letzterem wird die individuelle Verletzlichkeit (Vulnerabilität) mit einem Fass verglichen, das unterschiedlich schnell zum Überlaufen gebracht werden kann. Die Flüssigkeit, mit der das Fass gefüllt wird, steht für die Stressfaktoren. So können beispielsweise der Stress mit einem Arbeitskollegen, ein schlimmer Streit mit der Partnerin oder finanzielle Engpässe den Pegel des Fasses steigen lassen. Jedes Fass hat ein unterschiedlich großes Fassungsvermögen; dieses steht für die Belastbarkeit eines Menschen. Je kleiner das Fass ist, desto höher ist die Vulnerabilität eines Menschen.

Von der Klientin oder dem Klienten selbst gezeichnet hilft das Modell, die erlebten Phänomene strukturiert zu beschreiben. Die Zulaufrinnen beschreiben die Stressoren. Das Fass stellt die Grundkonstitution, also biografische Prägungen und genetische Faktoren, dar. Das überlaufende Wasser steht für die Symptome. Der Ablaufhahn bezeichnet die Copingstrategien – die Strategien, die das Wasser am Überlaufen hindern bzw. den Stresspegel senken.

Bei der Arbeit mit dem Fassmodell geht es nicht um Psychoedukation. Klientinnen und Klienten benennen anhand der Metapher des Fasses ihre subjektiven Erfahrungen. So erkennen und verbalisieren sie ihre Realität, z.B. in trialogischen Gesprächen. Ihre subjektiven Erkenntnisse über Stressoren, Copingstrategien und bereits vorhandene Selbstwirksamkeit (Ablaufhahn) klären die Situation und fördern die Genesung.

PRAXISANLEITUNG *Fassmodell*, **MB**

Die Heldenreise nach Campbell

Alle Naturvölker nutzen Mythen, um mit der Welt in Dialog zu treten – die Geschichten handeln von großen Taten sowie Heldinnen und Helden, die einen Weg gehen, der den Sinn ihres Lebens ausmacht.
Joseph Campbell (1974), amerikanischer Mythologe, hat das Modell der Heldenreise entwickelt. Er untersuchte Mythen, Märchen, Volkssagen und religiöse Geschichten verschiedenster Kulturen. Durch Analysen konnte er nachweisen, dass in allen Erzählungen kulturunabhängig vergleichbare archetypische Erfahrungsmuster auftraten. Ihm fiel auf, dass sich die Struktur der menschlichen Psyche in der Struktur der Heldenreise ausdrückt.

Beispiel *von Manuela Grieser* Thematisiere ich die Symptome und den Prozess mit Klientinnen und Klienten, vergleiche ich ihren Genesungsweg gerne mit einer Heldenreise – wir sprechen über Harry Potter, Ronja Räubertochter, die rote Zora oder Herr der Ringe. Anhand solcher Abenteuergeschichten werden Veränderungsprozesse sichtbar.

Campbells Heldenreise gliedert sich in verschiedene Etappen; wir stellen sie im Folgenden verkürzt vor:
Die gewohnte Welt (Ausgangssituation) Die Heldin befindet sich in einer gewohnten, oft langweiligen, bequemen und kleinen Welt.
Der Ruf und dessen Verweigerung Es folgt ein Ruf, ein Abenteuer einzugehen. Die Heldin verweigert sich diesem zunächst, da sie ihre Komfortzone ungern verlässt.
Begegnung mit dem Mentor (äußerer Reiz) Ein Mentor überredet die Heldin, ihre Reise anzutreten. Das Abenteuer beginnt.
Aufbruch, Point of no Return Die Heldin überschreitet die Schwelle ins Ungewisse, es gibt kein Zurück.
Bewährungsproben Die Heldin muss sich verschiedenen Bewährungsproben, eigenen Ängsten, Sorgen und Mustern stellen.
Vordringen in die tiefste Höhle (Gefahr) Die Heldin dringt bis tief in die Höhle ihres Gegners vor und kommt an einen gefährlichen Punkt.

Die höchste Prüfung Die entscheidende Prüfung, die Konfrontation mit dem Gegner oder mit sich selbst, findet statt.
Die Belohnung Die Heldin gewinnt einen Schatz, ein Elixier, also neues Wissen und neue Erfahrungen.
Rückweg (Verwandlung) Die Heldin tritt den Rückweg an, während sie sich verändert, Altes zurücklässt und Bewährtes mitnimmt. Durch das Abenteuer ist sie zu einer neuen Persönlichkeit gereift.
Rückkehr mit dem Elixier (Feiern) Zu Hause wird die Heldin mit Anerkennung belohnt.

Abbildung 12 **Modell der Heldenreise** (nach Campbell 1974)

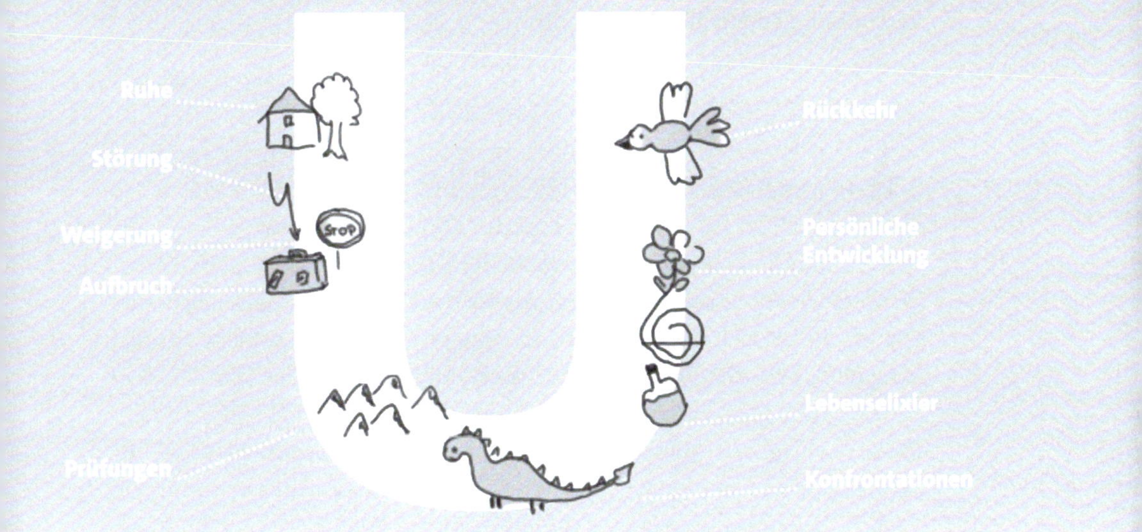

Der deutsche Erziehungswissenschaftler Holger Lindemann (2016) integrierte Campbells Heldenreise in die systemische Therapie und Beratung. Er war der Meinung, dass die Reise der Heldin oder des Helden nichts anderes ist als die Reise eines Menschen durch sein Leben mit verschiedenen Lebenssituationen und Krisen. Die Heldenreise ist sozusagen ein Reiseführer für die Persönlichkeitsentwicklung.

Heldengeschichten stellen pointiert und überzeichnet Aufgaben, Konflikte und Herausforderungen des alltäglichen Lebens dar. Sie können als Orientierung für Veränderungsprozesse gesehen und für die Prozessreflexion in der Beratung genutzt werden.

Die Veränderungsmotivation der Heldin

In der Zusammenarbeit mit Menschen, die mit psychischen Phänomenen leben, begegnen wir zwei Motivationsformen: der Therapiemotivation und der Veränderungsmotivation.

Motivationsformen in der Heldenreise

Therapiemotivation ist die Qualität, mit der Klientinnen und Klienten pünktlich zu den Therapien kommen, gut zuhören, aktiv teilnehmen und Trainingseinheiten sowie Aufgaben zwischen den Sitzungen selbstständig durchführen; Letztere werden auch therapeutische Hausaufgaben genannt (MEICHENBAUM, TURK 1994).
Veränderungsmotivation ist die intrinsische Motivation, Veränderung herbeizuführen. Sie ist die Motivation, das eigene Leiden zu überwinden und dafür notwendige Schritte zu gehen.

Aus Erfahrung lässt sich die Veränderungsmotivation in drei Phasen einteilen, die mit den Prozessschritten der Heldenreise korrespondieren:
Phase 1 Das Problem ist nicht bewusst, die Krankheitseinsicht nicht vorhanden. Das Umfeld, jedoch nicht die Heldin selbst, bemerkt das Ungleichgewicht. Sie verschließt sich ihrer Problematik, auch wenn die Phänomene deutlich anklopfen. Typische Aussagen sind: »Es ist alles gut, ich habe kein Problem, andere sind viel schlimmer dran als ich.«
Phase 2 Die Heldin gesteht sich die Problematik ein. Sie wünscht, dass es ihr besser geht, die Symptome sich auflösen. Jedoch will sie nichts dafür tun. Oft wird sie emotional überflutet. Typische Aussagen sind: »Ich will nicht mehr, ich kann nicht mehr, das soll aufhören!«
Phase 3 Die Heldin wird sich ihrer Aufgabe bewusst, sie nimmt den Weg an und stellt sich dem Abenteuer. Sie ist bereit, für ihre Gesundheit zu kämpfen, und erkennt den möglichen Gewinn, der bei Erfolg auf sie wartet. Jetzt sitzt sie in ihrem Lebensschiff (siehe S. 99) und steuert ihr Ziel an. Typische Aussagen sind: »Ich will, ich schaffe das, ich kann das.«
Ist die Veränderungsmotivation einmal aufgekeimt, können Fachpersonen und informell Begleitende die Betroffenen in ihrem Entwicklungsprozess stützen.

Möglichkeiten der Motivationssteigerung

Menschen können Therapiemotivation zeigen, sich jedoch trotzdem nicht auf ihre »Heldenreise« begeben. So entstehen Dilemma und Widerstand. Die Ursachen können ganz unterschiedlich sein: So kann eine Person ihre Selbstkompetenz noch nicht entdeckt haben, noch nicht handlungsfähig sein oder ihr fehlt ein attraktives Ziel. Weiter entsteht Vermeidungshaltung durch Krankheitsgewinn, also durch den Vorteil, den eine Person aus ihren destruktiven Mustern zieht, durch das Bedürfnis nach Stabilität (die bei der Heldenreise ins Wanken gerät) oder durch tief liegende Ängste. Je stärker ein Thema den Selbstwert und die psychische Stabilität bedroht, desto stärker ist die Vermeidungshaltung (siehe Abb. 13).

Abbildung 13 **Phase des Selbstmitleids**

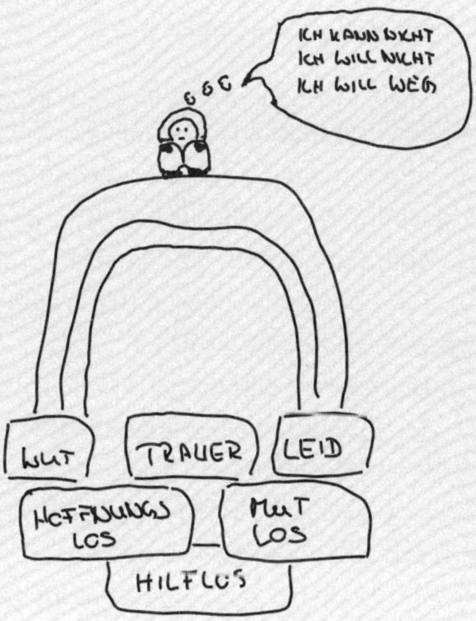

Um Vermeidung aufzulösen, die Selbstkompetenz zu verbessern, die Attraktivität des Ziels zu erhöhen und Veränderungsmotivation zu fördern, dienen folgende Ansätze:

Empathie und Wertschätzung Fachpersonen vermitteln die Haltung, dass Menschen aus nachvollziehbaren, subjektiv logischen Gründen handeln. Sie benennen dysfunktionales Verhalten als lerngeschichtlichen Versuch, legitime Ziele zu erreichen. Auch legen sie ihre Wahrnehmung von Vermeidung und Widerstand offen und erkunden wertfrei mit ihren Klientinnen und Klienten das darunterliegende Dilemma. Mittels empathischer Annahme der Situation sowie Teilen ihrer eigenen inneren Bilder und Assoziationen fördern sie die Selbstannahme und die Veränderungsmotivation der Betroffenen.

Präzision einfordern Begleitende verlangen präzise Aussagen. Hartnäckiges Nachfragen wie »Warum ist das so? Und jetzt? Wie geht es weiter?« hilft den Betroffenen, Selbstverantwortung zu übernehmen. Sie werden zu eigenständigem Denken aufgefordert, anstelle auf äußere Lösungen zu warten. Aussagen werden eingefordert, die so übereinstimmend (kongruent) wie möglich sind, und Generalisierungen wie »alles ist doof, alles ist schlimm« werden zurückgewiesen. Begleitende haken nach, bis Betroffene aufrichtige Aussagen über sich selbst machen.

Beispiel *von Manuela Grieser* Es gibt Sitzungen, da frage ich mehr als fünfmal: »Und jetzt?«, um die Klientin oder den Klienten zu einer Aussage über sich selbst und die Lebenssituation anzuregen. So unterstütze ich die Person, Zugang zu ihren Empfindungen, Gefühlen und Bedürfnissen sowie Sicherheit in sich selbst zu finden.

Nonverbale Anzeichen rückmelden Fachpersonen spiegeln die nonverbale Kommunikation der Betroffenen. So können sie z.B. der Klientin oder dem Klienten deutlich machen: »Wenn Sie das sagen, ändert sich Ihre Körperhaltung und Mimik.« Mittels der Körpersprache gehen die Prozessbegleitenden mit den Betroffenen auf die Suche nach unterbewussten Inhalten, um auf Veränderungsmotivation zu stoßen.

Diskrepanzen herausarbeiten Begleitende erkunden mit den Klientinnen und Klienten Diskrepanzen und innere Dilemmas, die sich durch die Erkrankung und deren Folgen ergeben. Um an unterbewusste Inhalte zu gelangen, beziehen sie die therapeutische Resonanz sowie Emotionen und Körperempfindungen der Betroffenen mit ein. Sie arbeiten auch Abweichungen zwischen dem Ist-Zustand und den Zielen, Anliegen und Werten der Betroffenen heraus.

Akzeptanz Fachpersonen akzeptieren, dass Menschen Verhaltensänderung ambivalent gegenüberstehen. Persönliches Lernen, wie es in einer Heldenreise notwendig ist, wirkt zuerst destabilisierend und bietet keine Gewähr auf Erfolg. Bewährte Verhaltensmuster werden abgelegt, unwissend, ob neue dem Selbst besser dienen werden (Schmidt 2003). Indem sie dies akzeptieren und respektieren, geben sie den Betroffenen Sicherheit und fördern die Veränderungsmotivation.

Selbstvertrauen Prozessbegleitende machen bereits vollzogene Veränderung bewusst und nähren mittels Psychoedukation und Erfahrungsberichten das Wissen der Betroffenen, dass diese ihr Verhalten aktiv beeinflussen können.

Sinneserfahrung Begleitende ermöglichen den Klientinnen und Klienten durch Gestaltung, Achtsamkeit, Bewegung, Arbeit mit Metaphern und Geschichten neue Sinneserfahrungen. Diese regen die Neuroplastizität an, also die Fähigkeit des Gehirns, optimal auf neue äußere Einflüsse und Anforderungen zu reagieren. Dies ist eine wichtige Voraussetzung für Entwicklung und Veränderungsmotivation.
Attraktivität des Ziels Ist kein Ziel vorhanden, geht die Fachperson mit ihren Klientinnen und Klienten auf die Suche danach. Ist das Ziel farblos und uninteressant, nutzt die Fachperson alle Sinneskanäle, um dieses erlebbar zu machen. Durch Imagination, Malen, Bauen, Naturarbeit, Bewegung und Geschichten gewinnt es an Attraktivität und kann ganze Feuerwerke der Freude auslösen. Ein äußerlich vorgegebenes Ziel erzeugt keine innere Motivation.
Vermeidungsverhalten Begleitende stärken das Problembewusstsein mit dem Fassmodell (**MB**) oder anderen visualisierenden Methoden. Sie führen die Klientin oder den Klienten wertschätzend in den Konfliktbereich: »Was bedeutet das für Sie? Was löst es in Ihnen aus, wenn Sie daran denken?« Vermeidungsverhalten wird durch einleitende Fragen empathisch transparent gemacht: »Darf ich Ihnen meinen Eindruck mitteilen? Darf ich Sie auf etwas hinweisen?« Nach kundgetaner Beobachtung wird das vermeidende Verhalten erforscht: »Warum ist es für Sie gerade schwierig, beim Thema zu bleiben? Was bringt Sie dazu, der Frage auszuweichen? Warum ist es für Sie wichtig, dem Thema auszuweichen?« (Sachse u. a. 2011).

Die Theorie U nach Scharmer

Claus Otto Scharmer (2019) entwickelte am Massachusetts Institute of Technology die Theorie U (engl. feed forward, in die Zukunft gerichtetes Verfahren). Sie bezieht sich auf Organisationsentwicklung und untersucht die inneren Quellen unseres Handelns, durch die Entwicklungen multidimensional in Gang gebracht werden. Welche Richtung Entwicklungen nehmen und ob Interventionen erfolgreich sind, ist abhängig davon, ob eine Situation ganzheitlich bearbeitet wird und ob schrittweise alle Seins-Ebenen der Akteure erschlossen werden können.
Ziel der Theorie U ist es, die Aufmerksamkeit auf die inneren Quellen des Handelns zu lenken. Sie unterstützt die integrative Prozessbegleitung, da alle Ebenen der Lebensregulation, innere und äußere Räume geöffnet werden. Es geht darum, umfassendes Wissen zu einer Situation zu generieren, persönliche Potenziale freizulegen und eng gefasste Zielstrebigkeit zu vermeiden,

damit Ziele sich prozesshaft entwickeln können. Scharmer unterscheidet drei Grundpfeiler, die das innere Potenzial einer Person ausschöpfen sollen: open mind, open heart, open will.

Die drei Phasen der Veränderungsprozesse (Beutelschmidt u. a. 2013)

Open mind (Öffnung des Denkens) Die erste Phase öffnet den Geist, um in der vielschichtigen, teils widersprüchlichen Realität anzukommen. Idealerweise kommt es zur erweiterten Wahrnehmung der Situation.
Open heart (Öffnung des Fühlens) Die zweite Phase öffnet für Emotionen und Gefühle bezüglich des Themas. Neues wird entwickelt und aus Fehlern gelernt. Es werden kohärente, stimmige Lösungen gefunden.
Open will (Öffnung des Willens) Die dritte Phase dient der Willensbildung und geschieht durch Kreativität und Stille. Überzeugungen werden losgelassen und unterbewusstes Wissen über Potenziale kommt an die Oberfläche. Die Haltung der Person verändert sich. Es zeigt sich, was jetzt und zukünftig möglich und von Bedeutung ist.

Um Veränderungsprozesse integrativ zu begleiten, führen Fachpersonen und informell Begleitende die Klientinnen und Klienten durch verschiedene Prozessschritte. Dabei nutzen sie unterschiedliche Ebenen des Zuhörens sowie unterstützende Interventionen (Scharmer 2019):
Downloading (Bestandsaufnahme) Hierbei handelt es sich um die erste Ebene des Zuhörens. Die Herausforderung oder Belastung wird durch vertraute Denkmuster in Sprache ausgedrückt. Lösungsideen können sich ergeben, sie sind jedoch nicht mit der Herz- und Willensebene verbunden. Das Fragen und Zuhören findet in gewohnter Manier statt – die betroffene Person spricht über das, was sie bewegt. Fragen der Prozessbegleitenden können sein: »Was erleben Sie? Wie nehmen Sie sich wahr? Wie bewältigen Sie die Situation?«

PRAXISANLEITUNGEN *Fassmodell,* **MB** | *Aktives Zuhören,* **SB** | *Beziehungsaufbau,* *siehe S. 92*

Seeing (betrachten) Bei dieser Art des Zuhörens stehen Daten und Fakten im Zentrum. Annahmen und Überzeugungen über die Situation und die Zukunft werden in dieser Prozessphase sichtbar und infrage gestellt. Die betroffene Person gewinnt neue Blickwinkel auf die Belastung und betrachtet Gewohntes aus anderen Perspektiven. Die Fachpersonen setzen hierfür das Gehörte in Zusammenhang mit Annahmen, Modellen und Fachwissen. Fragen und Zuhören sind faktischer Natur: »Wie sehen andere Ihre Belastung? Was raten Ihnen andere? Wie denken Sie über Ihre Situation, wenn Sie innerlich Distanz nehmen?«

PRAXISANLEITUNGEN *Perspektivwechsel; Ich – Du – Meta,* **SB**

Sensing (fühlen) Bei diesem Prozessschritt versetzen sich Begleitende in die Betroffenen hinein und erkunden Empfindungen, Emotionen und Gefühle bezüglich der Belastung; Sorgen, Hoffnungen und Konflikte zeigen sich. Emotionen motivieren zur Veränderung. Das Zuhören ist empathisch; die Begleitenden fühlen mit den Klientinnen und Klienten. Dadurch steigt deren Bereitschaft, vertiefter wahrzunehmen und die Herzebene zu öffnen. Fragen können sein: »Was bedeutet es für Sie, mit dieser Belastung zu leben? Welche Bedürfnisse und Gefühle spüren Sie?«

PRAXISANLEITUNGEN *Selbstwahrnehmung; Focusing; Visualisieren,* **EB**

Letting go – presencing – letting come (loslassen – präsent sein – entstehen lassen) Altes wird losgelassen und der Moment achtsam wahrgenommen, bevor das Neue greifbar wird. Das Selbst öffnet seine Grenzen, tut nichts oder gestaltet absichtslos, lässt geschehen. Neue Eindrücke zeigen sich flüchtig und schemenhaft. In meditativer Ruhe oder bei kreativer Gestaltung lassen Begleitende und Klientin oder Klient die Gedanken zum Thema mäandern, also umherwandern. Zuhören und Fragen sind schöpferisch: »Was lassen Sie los? Woher ziehen Sie Ihre Kraft? Wohin zieht es Sie? Was geschieht von allein, wenn Sie nichts tun? Was zeigt sich gerade in Ihrem kreativen Prozess?«

PRAXISANLEITUNGEN *Stressabbau,* **EB** | *Den Weg erkennen,* **MB** | *Malen, Bauen, Gestalten,* **GB**

Crystallizing (ausarbeiten) Neue, mit der Gefühls- und Willensebene verbundene Ideen und Gedanken gewinnen Kontur. Sie sind zukunftsgerichtet, energiegeladen und bedeutungsvoll für das Selbst und den Prozess. Bisher Erarbeitetes, Exploriertes wird in den neuen Kontext gebracht und konkret. Das Zuhören ist schöpferisch. Die Begleitenden nehmen das Entstehende wahr, suchen den Realitätsbezug und unterstützende Anker.

PRAXISANLEITUNGEN *Symbole deuten; Affirmationen,* **MB**

Prototyping (auf Alltagstauglichkeit testen) Das Neue wird ausprobiert. Fehler werden genutzt, um daraus zu lernen und zukünftige zu vermeiden. Schnelle Feed-forward-Zyklen (erneute kurze Durchläufe der einzelnen Prozessschritte) zur Zukunftsgestaltung sind hilfreich. Das Zuhören ist faktisch, jedoch emotional, wenn die Umsetzung scheitert: »Was, denken Sie, führte dazu, dass Ihr Testvorhaben scheiterte? Wie fühlen Sie sich dabei? Was könnten Sie anders machen, damit Ihr Vorhaben fortan gelingt?«

PRAXISANLEITUNGEN *Das Gute des Schlechten; Neu denken, neu handeln,* **VB**

Performing (umsetzen) Das Neue wird gelebt. Das Erarbeitete darf wachsen und im Alltag bestehen. Die Begleitenden ziehen sich zunehmend zurück, würdigen die Erfolge der betroffenen Person und unterstützen sie bei Bedarf. Sie passen ihr Zuhören den auftretenden Themen an.

PRAXISANLEITUNGEN *Erfolge würdigen – Pausen einführen,* **MB** | *Stärken und Ressourcen fördern,* **VB**

Abbildung 14 **Theorie U** (nach SCHARMER 2019)

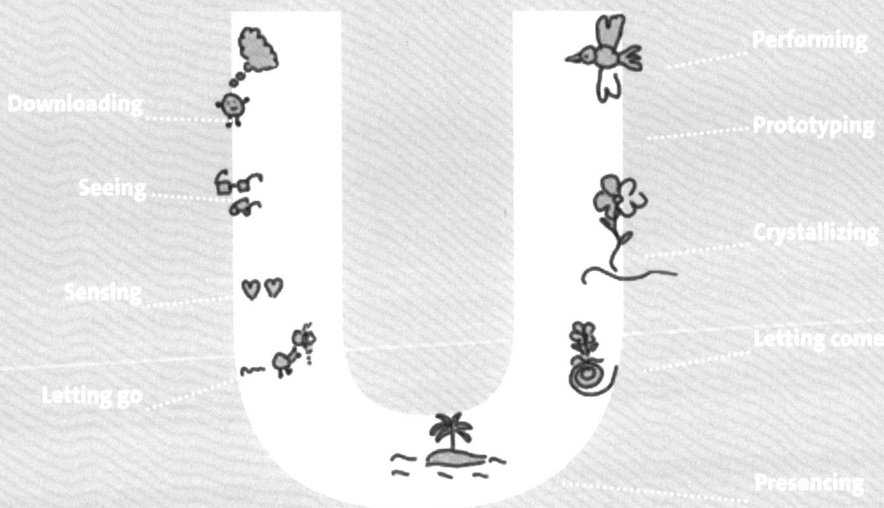

Das Riemann-Thomann-Kreuz

Das Riemann-Thomann-Kreuz hilft Fachpersonen, informell Begleitenden und Menschen mit psychischen Herausforderungen dabei, individuelle Vorlieben, Verhaltensweisen und Copingstrategien, also Bewältigungsstrategien, zu erkennen. Fritz RIEMANN (1989) hat mit »Grundformen der Angst« ein tiefenpsychologisches Modell zu vier Hauptformen seelischer Erkrankung entwickelt; der Depressivität, Schizoidie (bestehend aus Schizothymie, also Selbstbezogenheit, Introvertiertheit und Schizophrenie), der Zwanghaftigkeit und Hysterie. Christoph Thomann hat Riemanns Modell alltagstauglich angepasst und in Nähe, Distanz, Dauer und Wechsel umgedeutet (THOMANN, SCHULZ VON THUN 1988). Im Kern geht es darum, unterschiedliches Verhalten innerhalb von Abgrenzung und Berechenbarkeit zu erkennen. Menschen sind nicht nur hinsichtlich der Art verschieden, wie sehr sie soziale Nähe zulassen und den Kontakt zu Mitmenschen suchen, sondern auch in ihren Bedürfnissen nach stabilen gewohnten Verhältnissen bzw. nach Abwechslung und Dynamik (STAHL 2017). Am Modell lässt sich einordnen, wie sehr ein Mensch Nähe vorzieht oder ablehnt und ob er konstante Umstände oder stete Veränderung wünscht.

Vier Ausrichtungen im Spannungsfeld von Abgrenzung und Berechenbarkeit

Nähe Bedürfnis nach zwischenmenschlichem Kontakt, Harmonie und Geborgenheit
Distanz Bedürfnis nach Unabhängigkeit, Ruhe und Individualität
Dauer Bedürfnis nach Ordnung, Regelmäßigkeit und Kontrolle
Wechsel Bedürfnis nach Abwechslung, Spontaneität und Kreativität

Die Bedürfnisse in der Prozessbegleitung

Unterschiedliche Bedürfnisse im Spannungsfeld von Abgrenzung und Berechenbarkeit sind ein alltägliches Phänomen. Es wird angenommen, dass jeder Mensch über »ein Heimatgebiet« verfügt, in dem er sich besonders wohlfühlt. Krisen verstärken die jeweiligen Vorlieben und Verhalten, Menschen werden beispielsweise zunehmend rastlos und sprunghaft, wünschen mehr Zuwendung, Autonomie oder Kontrolle. Modellhaft befindet sich ein Mensch in einer Krise in der Peripherie, weit weg des Zentrums. Geht es Menschen gut, äußern sich ihre Vorlieben ausgewogen; sie befinden sich nahe des Zentrums. Die Praxis zeigt auch, dass individuelle Ausprägungen als Mischformen und situationsabhängig auftreten und dass jeder Bereich Ressourcen beinhaltet.

Abbildung 15 **Riemann-Thomann Kreuz** (nach STAHL 2017; RÖHRICHT u.a. 2011)

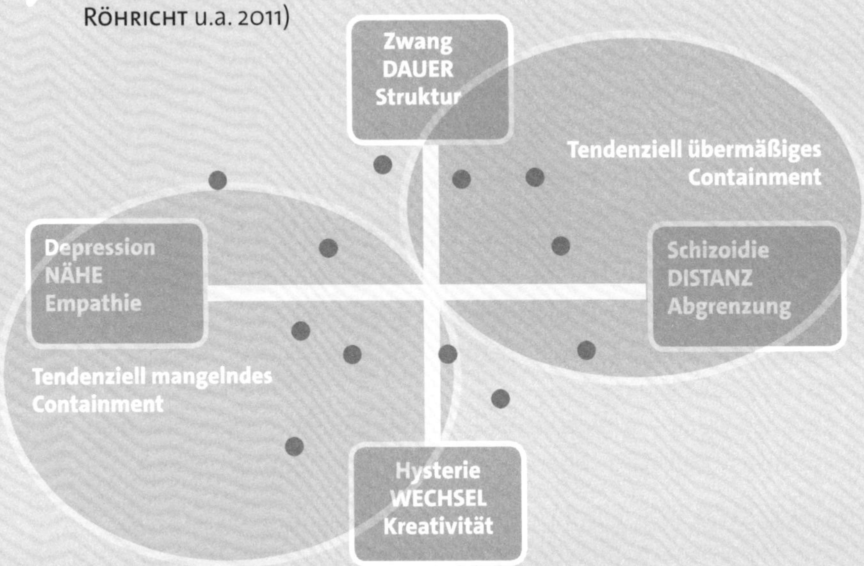

Nähe Die Klientin oder der Klient zeigt Zustimmung, Vertrauen, Nähe, eventuell Distanzlosigkeit. Sie oder er führt die Aufgaben »gut«, mehr für die Begleitenden als für sich selbst durch. Die betroffene Person nimmt ihre Grenzen nicht oder unscharf wahr und kann diese oft weder achten noch einfordern. Sie fühlt ihr Gegenüber mehr als sich selbst, hat einen nahen, aber indifferenten Bezug zu Körper und Gefühlen. Stress und Belastungen spürt sie somatoform als Unwohlsein, Verspannungen und Schmerzen.

Beim Bedürfnis nach Nähe liegt der Fokus bei der Begleitung auf Selbstwahrnehmung, Abgrenzung, Wahrnehmen von Bedürfnissen, Selbstzuwendung und Stressabbau. Begleitende laden zur Analyse und Reflexion ein, üben Distanziertheit und wertschätzen diese, betrachten sie als Herausforderung. Es geht um die Stärkung von Präsenz und Ich-Gefühl, um das spontane Umsetzen innerer Impulse. Auf diese Weise wachsen persönliche Konturen, Dynamik und Prägnanz.

Distanz Die Fachperson oder informell Begleitende ist mit dem Bedürfnis nach Abstand und Autonomie konfrontiert. Die Klientin oder der Klient möchte den Nutzen der Interventionen intellektuell erfassen, ist kritisch, zeigt wenig Interesse daran, sich einzulassen. Die betroffene Person hat die Freiheit, Angebote abzulehnen. Sie möchte ihre Themen allein lösen, ist selbstbezogen und distanziert zu Körper, Umwelt, Emotionen und Gefühlen.

Beim Bedürfnis nach Distanz legt die Begleitung den Fokus darauf, die Zurückhaltung zu respektieren, Bedürfnisse sachlich zu erfragen, Angebote zu machen und Wissen zu vermitteln. Begleitende können Interventionen anfänglich technisch einbringen und durch Akzeptanz den Raum öffnen, um Nähe und Emotionen zuzulassen. Sie thematisieren Nähe als Herausforderung und setzen dosiert Körper- und Selbstwahrnehmung ein, um die Gefühlsebene zu öffnen. Auf diese Weise nähern sich Betroffene sachte und freiwillig an relevante Themen an.

Dauer Die Klientin oder der Klient braucht Kontrolle und Sicherheit. Davon abzulassen, löst bedrohliche Gefühle aus. Neuen Angeboten steht die betroffene Person kritisch gegenüber. Sie braucht klare Anleitung und Vorgaben. Weiß sie einmal um den Nutzen von Interventionen und hat sich eingelassen, ist ihre Therapiemotivation groß. Sie ist diszipliniert und wirkt kontrollierend auf sich ein. Durch die Selbstkontrolle nimmt sie ihre Empfindungen und Gefühle nur begrenzt wahr.

Beim Thema Dauer legt die Begleitung den Fokus darauf, dem Sicherheitsbedürfnis der betroffenen Person Rechnung zu tragen. Begleitende bieten strukturierte, kontrollierbare Interventionen an und schaffen Vertrauen und Wohlgefühl. Sie fragen nach, was angenehm ist, und öffnen den Raum für Gefühle und tiefer liegende Bedürfnisse. Zunehmend verbinden sie die Selbstwahrnehmung mit kreativen Angeboten und thematisieren diese als Herausforderung. So ermöglichen sie den Betroffenen die Erfahrung, dass Spielen und Loslassen Spaß macht, Potenzial birgt und die Selbstwirksamkeit stärkt.

Wechsel Die Klientin oder der Klient ist Feuer und Flamme für Neues. Die Person wirft sich mit Elan ins Geschehen, ist lustvoll, kreativ und dynamisch. Gleichzeitig zeigt sie wenig Interesse an Kontinuität, Selbstwahrnehmung und Lernerfahrung – was heute begeistert, langweilt morgen. Sie pflegt einen exzessiven Umgang mit ihren Ressourcen, verliert sich in Strukturlosigkeit, erschöpft sich durch Dynamik.

Beim Bedürfnis nach Wechsel legt die Begleitung den Fokus darauf, die Dynamik zu nutzen und Kreativität zu würdigen. Begleitende führen wenige gültige Regeln und sich wiederholende Strukturen ein und ermöglichen Betroffenen die

Erfahrung, dass »weniger mehr ist«. Begleitende leiten schrittweise zur Selbstwahrnehmung, Achtsamkeit, Struktur, Verlangsamung, Erdung und Atemarbeit an und würdigen diese als Herausforderung. Betroffene lernen so, die Energie zu dosieren und achtsam im Moment zu sein.

Das Modell ressourcenorientiert gedeutet

Die vier polaren Bedürfnisse nach Nähe, Distanz, Dauer und Wechsel können neben dem pathologischen Fokus Riemanns und den Charaktereigenschaften Thomanns auch als Fähigkeiten gelten. So ist es für die eine Person gesundheitsfördernd, zu starke Abgrenzung abzumildern, während Abgrenzung für die andere das Ziel darstellt. Die Fähigkeit zur Selbststrukturierung ist im Leben genauso nützlich wie jene zur Kreativität. Individuelle Ausprägungen sind nicht *nur* schädlich, sondern können auch als das gelten, was Menschen bereits können.

Werden in einer psychischen Krise Nähe als Bindungsfähigkeit, Distanz als Abgrenzungsfähigkeit, Dauer als Fähigkeit zu Konstanz und Struktur und Wechsel als Veränderungsbereitschaft betrachtet, wird die Lebenswelt der Betroffenen anerkannt und validiert. Sie können ihr Verhalten – in einem gewissen Rahmen – als Ressource erkennen. Diese Haltung wirkt entwicklungsfördernd, da der Fokus nicht auf dem Verlernen von Verhalten, sondern auf dem Dazulernen von Neuem liegt. Fachpersonen würdigen bestehende Ressourcen, halten einer Tendenz nicht entgegen, sondern entwickeln mit Betroffenen neue Fähigkeiten des gegenüberliegenden Spektrums.

Bei sich entwickelnden Familiensystemen kann das ressourcenorientiert gedeutete Riemann-Thomann Kreuz dazu dienen, Verständnis für andere zu gewinnen. Oft können Menschen mit gemeinsamen Herausforderungen erkennen, was sie vom (nervenaufreibenden) Gegenüber lernen können und welche wertvolle Rolle und Aufgabe dieses im Familiensystem übernimmt (siehe S. 110). Durch Würdigung ihres Beitrags wird es Menschen möglich, von extremen Positionen abzulassen, was anderen wiederum hilft, neue Qualitäten zu leben und neue Funktionen im System zu übernehmen.

PRAXISANLEITUNG *Riemann-Thomann-Kreuz*, **SB**

Der Pflegeprozess integrativ betrachtet

In der professionellen Pflege umfasst der Pflegeprozess einen systematischen und zielgerichteten Ablauf, mit dem Fachpersonen Probleme und Belastungen bei Klientinnen und Klienten erkennen und passende pflegerische Maßnahmen planen, organisieren, durchführen und das Resultat evaluieren. Mit jeder betroffenen Person wird der Pflegeprozess individuell durchlaufen. Er besteht aus den Bestandteilen Probleme, Ursachen und Symptome sowie Ressourcen erheben. Zielsetzung, Maßnahmen festlegen und diese zu evaluieren. Das von uns verwendete Pflegeprozessmodell orientiert sich an der Praxisorientierten Pflegediagnostik (POP; STEFAN u. a. 2022) und ist in Deutschland, Österreich und der Schweiz weit verbreitet.

Wie wir mehrfach gezeigt haben, kann lineare Zielgerichtetheit einen Tunnelblick erzeugen, die Wahrnehmung für relevante Entwicklungsaspekte einschränken und der Realität nicht gerecht werden. Daher empfehlen wir, den Pflegeprozess integrativ durchzuführen. Tun wir dies, bedeutet er umfassende Veränderungsarbeit. Fachpersonen gehen mit den Klientinnen und Klienten durch einen multidimensionalen Prozess, der sich vom Problemrahmen auf ein (offeneres) Ziel hinbewegt. Integrative Prozessbegleitung entsteht, indem die Fachperson die Ebenen der Lebensregulation in jeden Prozessschritt einbezieht. Kognition, Körperempfindungen, Emotional- und Sozialbereich werden miteinander verbunden und entsprechende Methoden und Techniken angewandt. In diesem Kapitel stellen wir Ihnen die ganzheitliche Bearbeitung des Pflegeprozesses vor. Wir gehen dabei auf all dessen Phasen ein, zeigen Beispiele und stellen dar, wie Gespräche integrativ geführt werden können.

Problemrahmen abstecken

Zunächst liegt der Fokus auf dem auftretenden Phänomen, den Möglichkeiten, Ressourcen und dem Lebensumfeld der Klientinnen und Klienten. Um den Problemrahmen abzustecken, wird in einem Assessment das erlebte Problem und seine Intensität phänomenologisch erhoben. Die kognitive, emotionale und körperliche Ebene werden miteinbezogen. Eine körperliche Kurzintervention zu Beginn hilft, die Klientin oder den Klienten ganzheitlich anzusprechen. Auch kann das Wohlgefühl anfangs gefördert werden, indem beispielsweise ein kurzer Spaziergang gemacht, ein Sofa bereitgestellt oder der Raum gelüftet wird. Die betroffene Person wird in ihrem »Heimatgebiet« abgeholt (siehe S. 160), durch therapeutische Resonanz wird deutlich, wie sie sich der Fachperson öffnen kann.

PRAXISANLEITUNGEN *Bodyscan*, **KB** | *Selbstwahrnehmung*, **EB** | *Zeit und Raum öffnen*, **MB**

Ein integrativ durchgeführtes Assessment gibt Auskunft über auftretende Phänomene, über die Dynamik, die Beheimatung auf den jeweiligen Seins-Ebenen und sozialen Umstände der Klientinnen und Klienten. Wir unterscheiden Assessments der sprachlichen und der sinnesbasierten Ebene. Sprachliche Assessments werden standardisiert durchgeführt. Dabei kommt es vor, dass Klientinnen und Klienten aufgrund ihrer Symptome oder Medikation kognitiv eingeschränkt oder »assessmentmüde« sind und mechanisch antworten. Ursachen dafür können zahlreiche Klinikaufenthalte, Institutions- oder Stationswechsel, häufige Befragungen im psychiatrischen Versorgungssystem und Misstrauen sein. In allen Fällen können sinnesbasierte Assessments den Zugang zur Lebenswelt der Klientinnen und Klienten öffnen.

Sprachliches Assessment

Das sprachliche Assessment besteht aus folgenden Bestandteilen: Problemrahmen, Ursachen und Symptome. Ressourcen und Zieldefinierung. Fragen können sein:

Problemrahmen Wie erlebt die Klientin oder der Klient das Krankheitsphänomen? Wie beschreibt die Person ihren aktuellen emotionalen, mentalen und körperlichen Zustand? Wie erlebt sie Beziehungen? Wann verbessert sich ihr Zustand, wann verschlechtert er sich? Wie erlebt die Klientin, der Klient sich selbst zurzeit? Wer ist am Geschehen beteiligt und vertritt welche Haltung?

Ursachen Welche Ideen hat die Klientin oder der Klient über die Ursachen des Phänomens? Welche Ursachen sieht das soziale Umfeld in den Symptomen? Welche Ursachen sehen Fachpersonen in den Symptomen?

Symptome Wie zeigt sich das Phänomen im Alltag? Wie reagiert das Umfeld? Wann ist das Phänomen stärker, wann ist es schwächer? Wie sieht das, was der Klient oder die Klientin erlebt, für andere aus?

Ressourcen Welche Charakterstärken stehen zur Verfügung (siehe S. 104)? Welchen persönlichen Sinn schreibt die Klientin oder der Klient dem Phänomen zu? Was bedeutet das Phänomen für die Person im tieferen Sinne? Welche Gefühle und Bedürfnisse tauchen auf? Welche Erfahrungen aus der Vergangenheit haben in vergleichbaren Situationen geholfen? Wie hat sie frühere schwierige Situationen gemeistert? Halfen körperliche Interventionen? Wie war der Umgang mit Emotionen?
Zieldefinierung Welche Ideen oder Ziele hat die Klientin oder der Klient, abgesehen vom Phänomen? Welche Hindernisse liegen auf dem Weg zu diesen Zielen? Welche Erwartungen hat die Person an sich? Welche Erwartungen haben andere an sie?

Sinnesbasierte Assessments

Bei Assessments auf der sinnesbasierten Ebene wird der Zugang zum Problemrahmen auf kreativem Weg gesucht, die Versprachlichung kommt erst in einem zweiten Schritt dazu:
Imagination Die Klientin oder der Klient wird in einen leichten Entspannungszustand geführt und gebeten, sich ein inneres Bild des Phänomens zu machen und davon zu erzählen: »Wenn Sie Ihr Erleben derzeit in einem Bild darstellen müssten, wie sähe das aus?« Fachpersonen erfragen dabei auch Emotionen und Körperempfindungen.
Kreative Gestaltung Zeichnen, eine Collage, die Arbeit mit Figuren, das Bauen mit Lego®steinen und Knetmasse können dem Phänomen Gestalt geben. Anschließend beschreibt die Klientin oder der Klient seine Gestaltung. Begleitende fragen nach, um die einzelnen Elemente zu verstehen, und dokumentieren dies. Die Person mit psychischen Herausforderungen drückt ihre Lebenswelt spielerisch aus und bekommt Zugang zu Problemen, Symptomen und persönlichen Modellen der Erklärung.

PRAXISANLEITUNGEN *Fassmodell; Symbole deuten,* **MB** | *Selbstwahrnehmung,* **EB** | *Körperliche Interventionen,* **KB**

Ursachen erheben und Symptome identifizieren

Ist der Problemrahmen abgesteckt, werden die Ursachen erhoben. Als Ursachen sind vor allem persönliche Modelle, die das Problem oder die Belastung erklären, relevant. Die meisten Klientinnen und Klienten haben eine Idee, warum sie mit den Symptomen konfrontiert sind. Imagination, Skizzieren, Zeichnen oder Malen helfen, ein persönliches Erklärmodell zu visualisieren. Der kreative Ansatz integriert teilbewusste Inhalte und vervollständigt das Bild. Entspannung dient dazu, den Zugang zur Kreativität zu öffnen. Persönliche Symbole lassen sich subjektiv deuten.

PRAXISANLEITUNGEN *Entspannende Körperinterventionen,* **KB** | *Malen, Bauen, Gestalten,* **GB** | *Symbole deuten,* **MB**

Weiter werden gemeinsam die auftretenden Symptome ganzheitlich identifiziert. Dabei hilft es, mit dem Perspektivwechsel »Ich – du – Meta« (**SB**) zu ergründen, wie sich das Phänomen im Alltag zeigt und wie das Umfeld darauf reagiert. Auch können Fachpersonen die körperlichen, emotionalen sowie geistigen Symptome (bei leichter Entspannung im Sitzen) erfragen.

PRAXISANLEITUNGEN *Ich – Du – Meta,* **SB** | *Selbstwahrnehmung,* **EB** | *Atemarbeit,* **KB**

Ressourcen erschließen

Um die Ressourcen praktisch herauszuarbeiten, fragen Fachpersonen die Klientinnen und Klienten, welche bisherigen Strategien sie angewandt haben, um die Symptome und das störende Phänomen zu mindern. Diese, einschließlich deren Ergebnisse, gilt es, in dieser Phase zu erschließen. Weiter arbeiten Begleitende mit betroffenen Personen deren Charakterstärken heraus. Bereits vorhandene Ressourcen können auf allen Ebenen des Seins sichtbar gemacht werden. Zentral ist die Frage nach dem Sinn, den Betroffene ihrem Phänomen zuschreiben. Daraus lassen sich Ressourcen ableiten sowie die Prozess- und Veränderungsmotivation unterstützen. Oft bietet es sich an, Angehörige in dieser Phase des Pflegeprozesses hinzuzuholen. Da sie die Betroffenen täglich erleben und sehr gut kennen, ist ihre Perspektive häufig gewinnbringend und kann neue Ressourcen offenlegen.

PRAXISANLEITUNGEN *Ressourcen und Charakterstärken,* **VB** | *Erfolge würdigen – Pausen einführen,* **MB** | *Riemann-Thomann-Kreuz,* **SB** | *Körperresonanz,* **KB**

Ziele avisieren

Damit Klienten und Klientinnen zu ihrer intrinsischen Motivation und Veränderungsmotivation finden können, erkundigen Fachpersonen sich nach deren Lebenszielen. Dabei dient es, Fragen in entspanntem Zustand zu stellen. Entspannung öffnet für teilbewusste Inhalte und den persönlichen Lebenssinn. Es kommt vor, dass Betroffene keine Ziele benennen können. Ist die Zielfrage verfrüht, geht es vorerst um die empathische, umfassende Annahme der Situation. Erst daraufhin kristallisieren sich nächste Schritte, Zwischen- und Fernziele heraus (siehe S. 100). Erste Ziele können z.B. sein, die Situation anzunehmen, sich auf den Prozess einzulassen, verschiedene Maßnahmen wahrzunehmen oder Rahmenbedingungen einzuhalten.

Abbildung 16 **Ziele finden**

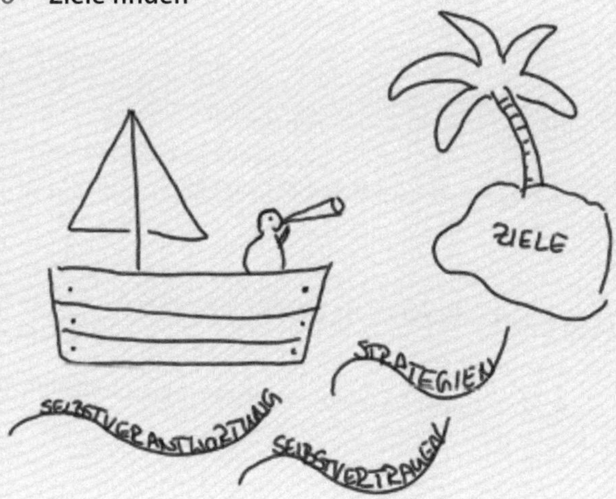

PRAXISANLEITUNGEN *Veränderungsmotivation anregen, siehe S. 150, Theorie U, siehe S. 153 | Zielfindung,* **MB**

Maßnahmen durchführen

Maßnahmen sind besonders wirkungsvoll, wenn die Fachpersonen mit den Klientinnen und Klienten auf allen Ebenen der Lebensregulation arbeiten. Durch Wahrnehmung und Ausprobieren findet die betroffene Person heraus, was hilft. Sie erkennt, was sie kann und lernen möchte. Damit sie die Maßnahmen umsetzt, müssen diese mit ihrer intrinsischen- und Veränderungsmotivation im Einklang stehen. Um solche Motivation aufzubauen, ist der Wille der Person freizulegen (siehe S. 152).

PRAXISANLEITUNGEN *Stressabbau,* **EB** | *Körperresonanz,* **KB** | *Theorie U, siehe S. 153*| *alle Interventionen,* **DB**

Evaluation

In der letzten Phase des integrativen Pflegeprozesses werden durchgeführte Maßnahmen und erreichte Ziele ausgewertet und beurteilt. Körperempfindungen und Emotionen werden ebenfalls wahrgenommen, um die Kognition zu ergänzen. Evaluation geschieht einerseits durch die Fachperson, andererseits durch die Klientin oder den Klienten. Angehörige und das nahe Umfeld werden ebenfalls – gerade bei einer trialogischen Evaluation - miteinbezogen. So werden Erwartungen transparent und Wahrnehmungsdiskrepanzen der verschiedenen Personen sichtbar.

PRAXISANLEITUNGEN *Bodyscan,* **KB** | *Selbstwahrnehmung,* **EB** | *Erfolge würdigen – Pausen einführen,* **MB** | *Das Gute des Schlechten; Neu denken, neu handeln,* **VB**

Integrative Bezugspflegegespräche

Die ganzheitlich ausgerichtete Gesprächsführung ist beim Pflegeprozess von besonderer Bedeutung. Standort- oder Bezugspflegegespräche, die einen integrativ systemischen Prozess unterstützen, folgen stets einer Grob-Struktur:

Achtsames Ankommen Dieses umfasst die Körperwahrnehmung und lädt zur achtsamen Präsenz aller Anwesenden ein. Teils sind niederschwellige Angebote und Wissensvermittlung über den Nutzen von Selbstwahrnehmung nötig, damit sich die Beteiligten darauf einlassen können. Angenehme Raumgestaltung und Natürlichkeit der Anleitenden sind hilfreich.

Sammeln Gedanken, Fragen, Träume und Erlebnisse, die von der letzten Sitzung nachklingen, werden gesammelt. Achtsames Ankommen und Sammeln können verbunden werden, indem die Selbstwahrnehmung in die Einstiegsrunde übergeleitet wird.

Arbeitsaufträge und Hausaufgaben besprechen Arbeitsaufträge werden gewürdigt und erhalten Raum.

Rahmen stecken Das Thema und die Zeitspanne der aktuellen Sitzung werden festgelegt.
Bearbeitung Das Thema wird mit verschiedenen Methoden bearbeitet, unterschiedliche Wahrnehmungsebenen werden angesprochen.
Aufgaben Aus der Bearbeitung entstehen Aufgaben, die den Klientinnen und Klienten mitgegeben werden. Diese werden gemeinsam ausgearbeitet und festgelegt, um die intrinsische Motivation der Betroffenen anzusprechen.
Feedback Ein gegenseitiges offenes Feedback rundet die Arbeit ab. Dabei werden auch Empfindungen und Emotionen miteinbezogen.

Beispiele integrativer Prozessbegleitung

Folgende Beispiele zeigen zwei Möglichkeiten, wie die Seins-Ebenen und Natur unterschiedlich in die Prozessbegleitung integriert werden können. Während – aufgrund unterschiedlicher Persönlichkeiten – beim ersten Fall die Sinne und Achtsamkeit bereits am Anfang stehen, kommen sie beim zweiten Fall erst im Laufe der Sitzung zum Einsatz.

Das Eichhörnchen

Beispiel *von Manuela Grieser*

Achtsamkeitsübung Die Therapiesitzung findet auf Wunsch von Frau Leo im Park statt. Ich ermutige Frau Leo, selbst eine Achtsamkeitsübung als Einstieg anzuleiten. Sie leitet an, Farben und Formen in der Natur zu beobachten.
Körperübung Ich rege an, barfuß durch das feuchte Gras zu gehen und zu spüren, wie es sich anfühlt und der Körper reagiert. Die Übung wird von Frau Leo als sehr positiv empfunden. Sie ist präsent und lässt sich ein.
Spielerische Ebene, transrationaler Raum Gegenseitiges Kennenlernen geschieht durch die Technik »freundliches Hypothetisieren« (dabei wird abwechselnd frei assoziiert, welche Hobbys das Gegenüber hat, welcher Inhalt sein Kühlschrank offenbart oder ob es tierlieb ist). Frau Leo zeigt hohe emotionale Kompetenz und kann mich hervorragend einschätzen.
Kognition und Integration der Krankheitsphänomene Ich zeige Frau Leo anhand des Bildes der Heldenreise, wie Veränderungsprozesse ablaufen. Sie ist überfordert. Ich sage ihr, sie müsse nichts machen, sie würde die Heldenreise durch spielerische Arbeit verstehen. Ich bitte sie, zu erzählen, was sie bezüglich

Veränderung beschäftigt. Themen wie Selbstwahrnehmung, Medikamente, berufliche Entscheidung und Unsicherheit kommen zum Vorschein. Gemeinsam ordnen wir die einzelnen Themen der Heldenreise zu. Ich betone die positiven Eigenschaften, die ich bei ihr wahrnehme; dass ich sie als lebendige Frau empfinde, die gerne Neues ausprobiert. Frau Leo überrascht die Außensicht.

Feedback Frau Leo erlebt die Sitzung als gut und will sich auf eine weitere einlassen. Beim Aufbrechen sagt sie, sie fühle sich immer wieder mit allem allein. In dem Moment läuft ein Eichhörnchen an uns vorbei. Ich frage, welche Bedeutung sie dem Eichhörnchen und jetzigen Moment zuschreibt. Sie antwortet, sie sei vielleicht doch nicht so allein, wie sie denke.

Ausblick Frau Leo bleibt offen für Impulse und Reflexion. Sie kann ihre emotionale Kompetenz für den Genesungsweg nutzen. Ihre Unsicherheit kann sie durch unterschiedliche Blickwinkel auf ihre Situation thematisieren und überwinden. Sie findet zu neuem Lebenswillen. <

Das innere Kind

Beispiel *von Maja Lo Faso*

Die Sitzung startet im Therapieraum am Tisch. Herr Norbert und ich sitzen einander seitlich zugewandt, mit etwas Abstand zum Tisch. Herr Norbert, Forscher von Beruf, ist es gewohnt, Herausforderungen kognitiv zu lösen, und hält nichts von »esoterischen Methoden«. Jedoch spürt er, dass er damit an Grenzen stößt, und wünscht sich, seine Themen integrativ anzugehen. Deshalb sei er hier. Ich begrüße diese Haltung.

Kognitiver Einstieg, Problemrahmen Herr Norbert berichtet von problematischen Beziehungsdynamiken, niedrigem Selbstwert, einem Hang zu komplizierten schmerzhaften Bindungen und von seiner belasteten Kindheit. Ich zeige eine offene, einladende Haltung, er erzählt frei.

Ankommen im Moment Ich frage: »Angesichts all dessen – was wünschen Sie jetzt, in diesem Moment? Welches ist Ihr heutiges Anliegen?«

Zieldefinition Nach Innehalten und einigem Überlegen antwortet Herr Norbert: »Ich möchte selbstsicherer werden und besser zu mir schauen können.«

Emotionaler Aspekt des Problemrahmens Ich frage Herrn Norbert, wie sich seine Unsicherheit ausdrücke. Dieser sagt: »Ich überlege nur noch, was für mein Gegenüber gut ist, fühle mich schuldig und falsch.« Mir fällt die Diskrepanz zwischen hoher Bildung und geringer persönlicher Selbstwirksamkeit auf und ich frage ihn, ob er dem Gefühl der Unsicherheit ein Alter zuordnen könne, also ob er sich so fühle, als sei er z.B. fünf, zehn oder fünfzehn Jahre alt. Herr Norbert antwortet spontan: »Ich fühle mich so zwischen fünf und sieben.«

Intervention Ich biete Herrn Norbert eine kurze Psychoedukation an und meine, dass sein Gefühl der Unsicherheit möglicherweise mit Repräsentationen seiner Kindheit zusammenhängt. Ich frage ihn, ob er meditativ mit seinem inneren Kind Kontakt aufnehmen möchte. Er stimmt zu, legt sich auf der Matte auf den Rücken und deckt sich zu. Ich leite zur Selbstwahrnehmung an. Danach leite ich ihn an, die Bilder, Empfindungen und Gefühle wahrzunehmen, die sich im Zusammenhang mit der Unsicherheit zeigen. In entspanntem Zustand erzählt Herr Norbert von seiner Kindheit, vom Wohnzimmer in den Farben der Siebzigerjahre und von seiner psychisch erkrankten Mutter. Er fühlt seine innere Kinderpersönlichkeit, spricht mit ihr und nimmt sich ihrer Bedürfnisse an. Ich leite ihn zu emotionalem Stressabbau an (**EB**).
Feedback Herr Norbert ist sichtlich aufgeweicht und erleichtert. Er meint, er fühle sich etwas traurig, aber gut bei sich. Er wolle die Techniken des Stressabbaus weiter anwenden und solche Meditationen mit »seinem Kind« öfter machen.
Ausblick Herr Norbert nimmt sich seiner kindlichen Anteile an, macht oft Stressabbau, beginnt wieder, regelmäßig Sport zu treiben, und gönnt sich vermehrt Entspannung. Er findet schlussendlich die Kraft, sich aus seiner belastenden Beziehung zu lösen, und nimmt sich Raum für sich selbst. <

Ausblick und Entwicklung

Langfristig stellt sich die Frage, welche gesellschaftlichen Entwicklungen durch den integrativen Ansatz begünstigt werden. Auf Selbstwirksamkeit ausgerichtet, soll er primär im psychiatrischen Bereich zum Einsatz kommen. Im europäischen Gesundheitswesen führten die Niederlande, England, die Schweiz, Deutschland und Österreich das Modell »Shiftet outpatient clinic«, auch »ambulant vor stationär« genannt, unterschiedlich ausgeprägt ein. Dabei begleiten psychiatrisch Pflegende in Zusammenarbeit mit Hausärztinnen und Gesundheitsanbietern Betroffene in deren häuslichen Umgebung.
Seit 2014 wird in den Niederlanden das KOP-Modell (Kroneman u. a. 2016) zur kooperativen Begleitung eingesetzt. Bei diesem arbeiten spezialisierte Pflegefachpersonen mit dem sogenannten KOP-Manual (niederländisch: Kortdurende Psychologische Interventies), das Kurzzeitinterventionen und unterstützende Leitlinien zur Selbsthilfe enthält. Das KOP-Modell sieht vor, dass Menschen mit psychischen Erkrankungen oder Symptomen zuerst die Hausärztin oder den Hausarzt aufsuchen (Level 1). Diese arbeiten zu 80 Prozent mit einer psychiatrischen Pflegefachperson zusammen. Kann die Hausärztin oder der Hausarzt nicht ausreichend Hilfe bieten, wird die psychiatrische Fachperson hinzugezogen, welche die Betroffenen in fünf bis zehn Sitzungen therapeutisch, auch unter dem Einsatz digitaler Technologien (E-Health), bei der Problembewältigung unterstützt. In dieser Phase (Level 2) wendet die psychiatrische Fachperson das KOP-Manual an. Tritt keine Besserung ein, werden die Klientinnen und Klienten an eine Spezialistin oder einen Spezialisten überwiesen (Level 3). Die Behandlung schlägt in den meisten Fällen bereits bei Level 2 an.
Anhand randomisierter kontrollierter Studien mit diesem und vergleichbaren Modellen konnte eine eindeutige Symptomverbesserung bei Menschen mit Depression und Angststörungen aufgezeigt werden. Bei Menschen mit Psychosen, Essstörungen und Suchterkrankungen waren die Ergebnisse gemischt (van Orden u. a. 2017; 2015; 2009). Dennoch ist zu erwarten und wünschenswert, dass sich europäische Gesundheitssysteme in diese Richtung entwickeln, um eine ökonomische Entlastung zu erwirken und den Fachpersonenmangel auszugleichen (Hahn 2013). Der Einsatz von Pflegefachpersonen, die in das KOP-Modell eingebunden sind, ist meist kostensparender oder kostenneutral, bei leicht höherer Patientenzufriedenheit durch aufsuchende Pflege.

Bringen wir den ganzheitlichen Ansatz in einen größeren gesellschaftlichen Zusammenhang, können wir nach heutigem Wissensstand Folgendes annehmen: Werden Menschen fähig, ihre Körpersignale zu deuten und Stress abzubauen, fördern sie ihre Gesundheit aus eigener Kraft. Integrieren sie belastende Gefühle und werden empathisch gegenüber Defiziten, stärkt dies ihre Resilienz, Beziehungs- und Entwicklungsfähigkeit (Hasler 2018). Schärfen sie ihre Wahrnehmung für innere und äußere Vorgänge, können sie ihr Leben bewusst gestalten. Ihre liebevolle Selbstfürsorge weitet sich auf ihre Beziehungen und ihren Lebensraum aus. Empfinden sich Menschen als Teil eines größeren Ganzen, vermögen sie ihre Individualität in den Dienst aller zu stellen und finden Lebenssinn. Sind solche Fähigkeiten und das Bewusstsein für innere Ressourcen durch Allgemeinbildung zugänglich, wirkt sich dies günstig auf die Lebensqualität aller und das Gesundheitswesen aus. Gemeinsame Lösungsfindung bezüglich gegenwärtiger Herausforderungen wird erleichtert und der äußere Ressourcenverbrauch zugunsten innerer menschlicher Ressourcen reduziert. Globale Entwicklung beginnt schrittweise im Kleinen.

Anhang

Pflegediagnosen integrativ begleitet

Im Anhang stellen wir elf häufige Pflegediagnosen mit den jeweils wichtigsten Interventionen vor. Alle Diagnosen werden integrativ bearbeitet. Interventionen sind entsprechend ihrer Bedeutung und dem modellhaften Prozessablauf aufgelistet. Begleitende wählen die jeweiligen Interventionen anhand ihrer therapeutischen Resonanz und dem Prozessgeschehen aus. Sie berücksichtigen die Heimatgebiete der Klientin oder des Klienten. Die von uns vorgeschlagene Auswahl wird durch die Begleitenden situativ angepasst.
Die Anwendungen sind im Körperbereich (**KB**), Emotionalbereich (**EB**), Mentalbereich (**MB**), Verhaltensbereich (**VB**), Sozialbereich (**SB**) und gestalterischen Bereich (**GB**) im Downloadbereich (**DB**) (Zugangsdaten siehe S. 122). Sind Seitenzahlen vermerkt, verweisen sie auf Inhalte dieses Buches. Die Kürzel verweisen auf den Downloadbereich. Einige der Anwendungen wurden von Nicole Amrein auditiv aufgezeichnet und sind ebenfalls im Downloadbereich zu finden.

Aggression gegen sich, gegen andere

Aggression dient als reaktives Verhaltensprogramm, um Gefahr abzuwenden oder Schmerz zu bewältigen (siehe S. 69); sie kann destruktiv oder konstruktiv umgesetzt werden. Konstruktive Aggression hat unter anderem Selbstbehauptung zum Ziel, Schutz und Verteidigung. Destruktive Aggression will Schaden anrichten. Behandlungsbedarf besteht bei drohender Selbst- und Fremdverletzung.

Symptome Aggression setzt Energie frei, führt zu erhöhter Bewusstseinsklarheit, physischer und geistiger Höchstleistung.

Zu hebende Ressourcen Selbstreflexion, Veränderungsbereitschaft, vertiefte Auseinandersetzung mit dem aggressiven Verhalten, Einbezug der Angehörigen.

Integrative Interventionen

- Beziehungsgestaltung, siehe S. 92
- Wandel des Selbstbilds, **MB**
- Körper- und Selbstwahrnehmung, siehe S. 96, **KB**, **EB**
- SORKC-Verhaltensanalyse; Verhalten verstehen, siehe S. 137, **VB**
- Fassmodell, siehe S. 147, **MB**
- Focusing, **EB**
- Stressabbau, **EB**
- Perspektivwechsel, siehe S. 131; Ich – Du – Meta, **SB**
- Ressourcen und Charakterstärken, **VB**
- Persönliche Grundwerte, **MB**
- Strukturaufbau, siehe S. 102
- Glaubenssätze, **MB**
- Schemata, **VB**
- Trialogisches Gespräch, **SB**

Psychoedukation um Bedeutung von Emotionen, Stress, Funktion und Nutzen von Aggression (siehe S. 69).

Angst

Angst ist oft irreal, Furcht bezieht sich auf eine reale Bedrohung. Angstreaktionen sind angeborene, automatische lebensnotwendige Reaktionen. Bedrohung oder die Vorstellung von Bedrohung mobilisiert Körperreserven innerhalb Sekunden. Chronische Angst führt zu ständig erhöhter Alarmierung (siehe S. 34). Behandlungsbedarf besteht, wenn Angstgedanken vorherrschen, die Lebensqualität der Person eingeschränkt ist, Depression, Suizidgedanken oder Sucht auftreten, Beziehungen gefährdet sind oder berufliche Probleme bis hin zur Arbeitsunfähigkeit auftreten (weitere Informationen zur Entstehung von Phobien, zu Extinktion und Desensibilisierung siehe S. 80).

Symptome Adrenalinschub, Herz- und Atemfrequenz steigen, Stresssymptome treten auf. Angstobjekte oder bedrohliche Situationen werden dauerhaft fokussiert.

Zu hebende Ressourcen Selbstannahme, Stressabbau, Bereitschaft zu vertiefter Wahrnehmung, Urvertrauen, Lebenssinn.

Integrative Interventionen

- Sport; Bewegung, siehe S. 36; Assessment der Bewegungsmöglichkeiten, **KB**
- Heldenreise nach Campbell, siehe S. 148, **MB**
- Pro und Kontra, **EB**

- Malen, Bauen, Gestalten, **GB**
- Körper- und Selbstwahrnehmung, siehe S. 96, **KB**, **EB**
- Atemarbeit, **KB**
- Fördern der Sinneswahrnehmung, **KB**
- Miniurlaub, **KB**
- Glaubenssätze, **MB**
- Schemata, **VB**
- SORKC-Verhaltensanalyse, siehe S. 137, **VB**
- Perspektivwechsel, **MB**
- Inventur der Grundbedürfnisse, **VB**
- Stressabbau, **EB**
- Positive Erfahrungen ankern, **MB**
- Lebenssinn und Spiritualität, **MB**

Psychoedukation um Bedeutung von Emotionen, Wirkungsweise von Stress und Techniken des Stressabbaus, Funktion und Nutzen von Angst.

Körperlicher, psychischer Schmerz und Verzweiflung

Diese Pflegediagnose beschreibt einen Zustand jenseits der Grenze des Ertragbaren. Erzeugt wird dieser durch eine anhaltende Belastungssituation, Schicksalsschläge und Traumata. Oft werden sozialer und körperlicher Schmerz vermischt und der Zustand ist häufig verbunden mit der Biografie und dem aktivierten Schmerzgedächtnis (siehe S. 72). Behandlungsbedarf besteht, wenn die Lebensqualität eingeschränkt ist, Depression, Sucht oder Suizidgedanken auftreten, Beziehungen gefährdet sind sowie Arbeitsunfähigkeit oder berufliche Probleme bestehen.

Symptome Psychosomatische (medizinisch abgeklärte) Nerven-, Muskel- und Gelenkschmerzen, Hoffnungslosigkeit.

Zu hebende Ressourcen Hoffnung auf Besserung, Vertrauen in Lösungen, Körperintelligenz, Selbstheilungskraft. Erfahrungen über die eigenen Grenzen, Grenzen ausweiten, Einbezug der Angehörigen.

Integrative Interventionen

- Atemarbeit, **KB**
- Körperliche Interventionen; Schmerzlinderung, **KB**
- Körper- und Selbstwahrnehmung, siehe S. 96, **KB**, **EB**
- Stressabbau, **EB**
- Malen, Bauen, Gestalten, **GB**

- Lebenssinn und Spiritualität; Mein Kraftort, **MB**
- Aktives Zuhören, **SB**
- Biografiearbeit, **MB**
- Trialogisches Gespräch, **SB**
- Inventur der Grundbedürfnisse, **VB**
- Positive Erfahrungen ankern, **MB**
- Positivtagebuch, **MB**

Psychoedukation um Zusammenhang von körperlichem und psychischem Schmerz und Biografie (siehe S. 72), Zusammenhang von Denk-, Gefühls- und Handlungsmustern, Neuroplastizität.

Gesundheitsverhalten, beeinträchtigt

Diese Diagnose umfasst negatives Gesundheitsverhalten und Coping, schädliche Gewohnheiten sowie fehlende Veränderungsmotivation (siehe S. 150), die aufgrund von Belastungen, überwältigenden Herausforderungen, aus Gewohnheit oder aufgrund eines Mangels an Selbstwirksamkeit entstanden ist. Behandlungsbedarf besteht bei Depression, Suizidgedanken, Sucht, sozialer Isolation, wenn Beziehungen gefährdet sind, wenn Arbeitsunfähigkeit auftritt oder berufliche Probleme bestehen.

Symptome Niedergeschlagenheit, Hoffnungs- und Antriebslosigkeit, Verwahrlosung in diverser Hinsicht.

Zu hebende Ressourcen Selbstwert, -fürsorge und -liebe, intrinsische Motivation, Selbstwirksamkeit.

Integrative Interventionen

- Beziehungsgestaltung; Empathie; Selbstwert, siehe S. 92
- Körper- und Selbstwahrnehmung, siehe S. 96, **KB**, **EB**
- Inventur der Grundbedürfnisse, **VB**
- Ressourcen und Charakterstärken, **VB**
- Heldenreise nach Campbell, **MB**
- Zielfindung, **MB**
- Positive Erfahrungen ankern, **MB**
- Entwicklungsräume öffnen, **MB**
- Persönliche Grundwerte, **MB**
- Fördern der Sinneswahrnehmung, **KB**
- Wandel des Selbstbilds, **MB**
- Fassmodell, siehe S. 147, **MB**
- Stressabbau, **EB**

- Körperliche Interventionen; Vitalisierung, **KB**
- Sport, Bewegung, siehe S. 37; Assessment der Bewegungsmöglichkeiten, **KB**
- Gute Gewohnheiten, siehe S. 84; Neu denken, neu handeln, **MB**

Psychoedukation um Grundbedürfnisse.

Körperbild, beeinträchtigt

Diese Pflegediagnose zeichnet ein negatives Körperbild aus, ausgelöst durch körperliches, psychisches Trauma, unterdrückte Emotionen, soziale Einflüsse, übermäßige Kontrolle oder einen biografisch negativen Verlauf. Behandlungsbedarf besteht bei Essstörungen, Sport- und Bewegungssucht sowie lebensbehindernden Zwängen.

Symptome körperlich / psychisches Unwohlsein, fehlende Selbstakzeptanz, -liebe und -fürsorge.
Zu hebende Ressourcen Selbstwert und -liebe, persönliche Ressourcen neben der Körperlichkeit, Einbezug des Beziehungsnetzes.
Integrative Interventionen

- Beziehungsgestaltung; Wert; Empathie, siehe S. 92
- Ressourcen und Charakterstärken, **VB**
- Wandel des Selbstbilds, **MB**
- Malen, Bauen, Gestalten, **GB**; Selbstausdruck, siehe S. 102
- Körper- und Selbstwahrnehmung, siehe S. 96, **KB**, **EB**
- Körperliche Interventionen; Entspannung; Feldenkrais®; Yoga; Thai Chi, siehe S. 37, **KB**
- Stressabbau, **EB**
- Biografiearbeit, **MB**
- Focusing, **EB**
- Das innere Kind, **EB**
- Glaubenssätze, **MB**
- Schemata, **VB**
- Trialogisches Gespräch, **SB**
- Perspektivwechsel, **MB**

Psychoedukation um Wechselwirkung zwischen Körperempfindungen, Emotionalbereich und Sozialem (siehe S. 71).

Realitätswahrnehmung, beeinträchtigt

Wenn die Realitätswahrnehmung beeinträchtigt ist, können Phantasmen, Wahn, übersteigerte Ideologien, kognitive Störungen sowie Fehleinschätzungen auftreten, die durch Stress, Psychotrauma, Sucht, Kumulation von Belastungen, Ohnmachtsgefühle und negative Entwicklung entstanden sind. Behandlungsbedarf besteht, wenn die Lebensqualität eingeschränkt ist, Selbst- oder Fremdgefährdung besteht sowie Arbeitsunfähigkeit oder berufliche Probleme auftreten.

Symptome wenig / keinen Realitätsbezug, spürt Körper, Emotionalbereich nicht. Fühlt sich gefährdet durch deren Wahrnehmung. Inkongruentes Selbstbild (siehe S. 136).

Zu hebende Ressourcen Erdung, Körper- und Selbstwahrnehmung, Charakterstärken, Veränderungsmotivation (siehe S. 150).

Integrative Interventionen

- Körper- und Selbstwahrnehmung, siehe S. 96, **KB**, **EB**
- Körperliche Interventionen; Erden; Entspannung, **KB**
- Fördern der Sinneswahrnehmung, **KB**
- Fassmodell, siehe S. 147, **MB**
- Strukturaufbau, siehe S. 102
- Stressabbau, **EB**
- Ressourcen und Charakterstärken, **VB**
- Gute Gewohnheiten, siehe S. 84; Neu denken, neu handeln, **VB**
- Wandel des Selbstbilds, **MB**
- Das Gute des Schlechten, **VB**
- Biografiearbeit, **MB**
- Malen, Bauen, Gestalten, **GB**
- Zielfindung, **MB**
- Genussspaziergang, **KB**
- Perspektivwechsel, **MB**

Psychoedukation um Bedürfnisbefriedigung (siehe S. 83), Nutzen von Verhalten (alternativer Realität).

Entscheidung und Konflikt

Bei dieser Pflegediagnose geht es um einen inneren und äußeren Druck, einen Konflikt, ein Dilemma. Es wäre eine dringliche Entscheidungsfindung nötig, es besteht aber eine Überforderung durch Sachzwänge. Die Diagnose umfasst zahlreiche Faktoren, innere teilbewusste Inhalte. Behandlungsbedarf besteht bei

einem längerfristigen Zustand, der sich negativ auf Lebensbereiche auswirkt, bei Gefahr von Sucht, Depression oder Suizid.
Symptome Akute Überforderung, Krise, Blockade und Handlungsunfähigkeit.
Zu hebende Ressourcen Wahrnehmung aller Ebenen, Mut, Auseinandersetzung mit Ambivalenz.
Integrative Interventionen

- Körper- und Selbstwahrnehmung, siehe S. 96, **KB**, **EB**
- Körperresonanz, siehe S. 29; Der erste Impuls, **KB**
- Perspektivwechsel; Das innere Team, **MB**; Ich – Du – Meta, **SB**
- Persönliche Grundwerte, **MB**
- Wandel des Selbstbilds, **MB**
- Zielfindung, **MB**
- Heldenreise nach Campbell, siehe S. 148, **MB**
- Stressabbau, **EB**
- Malen, Bauen, Gestalten, **GB**

Psychoedukation um Auswirkungen von Stress (siehe S. 71), psychische und biologische Bedeutung sozialer Beziehung (siehe S. 65).

Erschöpfung

Diese Diagnose zeichnet sich durch Kraftlosigkeit bei Rekonvaleszenz oder in Belastungssituationen aus. Ausgelöst wird sie durch körperliche und/oder psychische Überanstrengung, kumulierte Belastungen, Stress, Schlaflosigkeit und Handlungsblockaden. Behandlungsbedarf besteht bei dauerhaftem Zustand, wenn Suchtgefahr (z.B. von Schlaftabletten) besteht, bei Depression, Selbst- und Fremdgefährdung sowie Arbeitsunfähigkeit.
Symptome Schwäche, Erschöpfung, Konzentrationsstörung, Gereiztheit.
Zu hebende Ressourcen Vertrauen in Regenerationsfähigkeit, Selbstwirksamkeit und Selbstheilungskräfte.
Integrative Interventionen

- Atemarbeit, **KB**
- Stressabbau, **EB**
- Körperliche Interventionen; Vitalisierung; Lernförderung, **KB**
- Assessment der Bewegungsmöglichkeiten, **KB**
- Körperresonanz, siehe S. 29; Der erste Impuls, **KB**
- Lebenssinn und Spiritualität; Mein Kraftort, **MB**
- Biografiearbeit, **MB**

- Perspektivwechsel, **MB**
- Schemata, **VB**
- Zielfindung, **MB**
- Heldenreise nach Campbell, **MB**
- Wandel des Selbstbildes, **MB**
- Tortenmodell der Bedürfnisse und Aktivitäten, **MB**

Psychoedukation um physische, psychische Regenerationsfähigkeit (siehe S. 77).

Macht, Entwicklung der Ressourcen

Diese Pflegediagnose beschreibt mangelnde Handlungsfähigkeit oder Selbstwirksamkeit durch negative Entwicklung, Sachzwänge, ein akutes Ereignis oder ein eventuelles Trauma. Behandlungsbedarf besteht bei dauerhaftem Zustand, wenn sich die Person selbst aufgegeben hat, bei Depression, Selbst- und Fremdgefährdung sowie Suizidgefahr.

Symptome Unsicherheit, Blockade, Verletzbarkeit, Gefühle des Ausgeliefertseins und der Machtlosigkeit.

Zu hebende Ressourcen Lebenswille, Ich-Stärken, Charakterstärken, Veränderungsmotivation (siehe S. 150)

Integrative Interventionen

- Stressabbau, **EB**
- Wandel des Selbstbilds, **MB**
- Malen, Bauen, Gestalten, **GB**
- Körperliche Interventionen; Vitalisierung; Stimmbildung, **KB**
- Assessment der Bewegungsmöglichkeiten; Cardio; Kampfsport, siehe S. 37, **KB**
- Zielfindung, **MB**
- Biografiearbeit, **MB**
- Das innere Kind, **EB**
- Lebenssinn und Spiritualität; Mein Kraftort, **MB**
- SORKC-Verhaltensanalyse, **VB**
- Ressourcen und Charakterstärken, **VB**
- Das Gute im Schlechten, **VB**
- Persönliche Grundwerte, **MB**
- Positive Erfahrungen ankern, **MB**

Psychoedukation um Wirkung von Beziehung, Neuroplastizität (siehe S. 77).

Posttraumatische Reaktion

Diese Diagnose umfasst eine traumatische, belastende Verarbeitung bedrohlicher Erlebnisse sowie emotionale Verletzung; Gefühle von Machtlosigkeit und Ausgeliefertsein werden oft von Gefühlen der Schuld, Scham überlagert (siehe S. 43). Behandlungsbedarf besteht bei eingeschränkter Lebensqualität, Suchtgefahr, negativem Verlauf, Vermeidung, Depression oder Suizidgefahr.

Symptome Dauerhafte Stressreaktion, Alarmierung, verändertes Körper- und Selbstgefühl, Herzrhythmusstörungen, Schlaflosigkeit, Schmerzen, Gereiztheit, Angstattacken und Konzentrationsstörung.

Zu hebende Ressourcen Vertrauen in Selbstheilungskräfte, die Bereitschaft, sich mit dem Trauma schrittweise (nicht-invasiv) auseinanderzusetzen.

Integrative Interventionen

- Assessment der Bewegungsmöglichkeiten; Feldenkrais®; Tai-Chi; Yoga, Cardio, siehe S. 37, **KB**
- Atemarbeit, **KB**
- Selbstwahrnehmung, **EB**
- Stressabbau, **EB**
- Fördern der Sinneswahrnehmungen, **KB**
- Malen, Bauen, Gestalten, **GB**
- Lebenssinn und Spiritualität; Mein Kraftort, **MB**
- Zielfindung, **MB**
- Stärken und Ressourcen fördern, **MB**
- Biografiearbeit; Sammeln positiver Ereignisse, **MB**
- Positive Erfahrungen ankern, **MB**
- Ressourcen und Charakterstärken, **VB**
- Das innere Kind, **EB**

Psychoedukation um überlagernde Emotionen Scham und Schuld (siehe S. 43), Selbstheilungskräfte (siehe S. 103), Verarbeitung negativer Erfahrungen (siehe S. 37), Polyvagaltheorie und Dissoziation (siehe S. 34).

Trauern, komplizierter Verlauf

Trauern ist eine Auswirkung von Verlust naher Menschen, erfüllender Lebensumstände, körperlicher/psychischer Integrität durch Verletzung oder Krankheit. Behandlungsbedarf besteht bei einem langfristig negativen Verlauf, Suchtgefahr, Isolation, Depression, drohender Arbeitsunfähigkeit und Suizidgefahr.

Symptome Abfallen der Lebensenergie, -freude und -qualität. Oft sozialer Rückzug sowie körperliche und psychische Schmerzen.
Zu hebende Ressourcen Lebenssinn, Vertrauen in Selbstheilungskräfte, Urvertrauen.
Integrative Interventionen

- Beziehungsgestaltung; Akzeptanz; Mitgefühl, siehe S. 92
- Inventur der Grundbedürfnisse, **VB**
- Tortenmodell der Bedürfnisse und Aktivitäten, **MB**
- Atemarbeit, **KB**
- Stressabbau, **EB**
- Fördern der Sinneswahrnehmungen, **KB**
- Malen, Bauen, Gestalten, **GB**
- Assessment der Bewegungsmöglichkeiten; Cardio; Feldenkrais®; Tai-Chi; Yoga; Tanztherapie, siehe S. 37, **KB**
- Lebenssinn und Spiritualität; Mein Kraftort, **MB**

Psychoedukation um Wert sozialer Kontakte, Beziehung, Selbsthilfegruppen.

Literatur

Aderhold, V. (2003): Psychotherapie der Psychosen. Integrative Behandlungsansätze aus Skandinavien. Gießen: Psychosozial.

Ambühl, H.; Grawe, K. (1988): Die Wirkungen von Psychotherapien als Ergebnis der Wechselwirkung zwischen therapeutischem Angebot und Aufnahmebereitschaft der Klient/inn/en. In: Zeitschrift für klinische Psychologie, Psychopathologie und Psychotherapie, 36 (4), S. 308–327.

Anderson, R. C.; Pearson, P. D. (1984): A schema-theoretic view of basic processes in reading comprehension. Technical Report No. 306. Cambridge: Bolt, Beranek and Newman.

Angst, J.; Dobler-Mikola, A. (1984): The Zurich study. II. The continuum from normal to pathological depressive mood swings. In: European Archives of Psychiatry and Neurological Sciences, 234 (1), S. 21–29.

Antonovsky, A. (1997): Salutogenese. Zur Entmystifizierung der Gesundheit. Tübingen: dgvt.

Aron, A.; Melinat, E.; Aron, E.; Vallone, R.; Bator, R. (1997): The experimental generation of interpersonal cloesness: a procedure and some preliminary findings. In: Personality and Social Psychology Bulletin, 23 (4), S. 363–377.

Auszra, L.; Herrmann, I.; Greenberg, L. S. (2017): Emotionsfokussierte Therapie. Ein Praxismanual. Göttingen: Hogrefe.

Bandura, A. (1986): Social foundations of thought and action. A social cognitive theory. Upper Saddle River, New Jersey: Prentice Hall.

Bandura, A. (1997): Self-efficacy. The exercise of control. New York: W. H. Freeman.

Bauer, J. (2006): Warum ich fühle, was du fühlst. Das Geheimnis der Spiegelneurone. München: Heyne.

Bauer, J. (2008): Das kooperative Gen. Abschied vom Darwinismus. Hamburg: Hoffmann und Campe.

Bauer, J. (2011): Schmerzgrenze: Vom Ursprung alltäglicher und globaler Gewalt. München: Heyne.

Bauer, J. (2016): Das Gedächtnis des Körpers. Wie Beziehungen und Lebensstile unsere Gene steuern. München: Piper.

Baumeister R. F.; Bratslavsky, E. (2001): Bad is stronger than good. In: Review of General Psychology, 5 (4), S. 323–370.

Baumeister, R. F.; Smart, L.; Boden, J. M. (1996): Relation of threatened egotism to violence and aggression: the dark side of high self-esteem. In: Psychological Review, 103 (1), S. 5–33.

Besser-Siegmund, C.; Siegmund, H. (2001): EMDR im Coaching. Wingwave – wie der Flügelschlag eines Schmetterlings. Paderborn: Junfermann.

Beutelschmidt, K.; Franke, R., Püttman, M.; Zuber, B. (2013): Facilitating Change. Mehr als Change Management: Beteiligung in Veränderungsprozessen optimal gestalten. Weinheim: Beltz.

Boadella, D.; Röhricht, F. (2011): Störungsspezifische Konzepte in der Körperpsychotherapie. Gießen: Psychosozial.

Bodenmann, G.; Perrez, M.; Schär, M. (2016): Klassische Lerntheorien. Grundlagen und Anwendungen in Erziehung und Psychotherapie. Göttingen: Hogrefe.

Callaghan, P.; Khalil, E.; Morres, I. D.; Carter, T. (2011): Pragmatic randomised controlled trial of preferred intensity exercise in women living with depression. In: BMC Public Health, 11 (1), S. 465.

Campbell, J. (1974): The mythic image. Princeton: Princeton University Press.

Caspar, F.; Pjanic, I.; Westermann, S. (2017): Klinische Psychologie. Wiesbaden: Springer VS.

Childre, D.; Martin, H. (2016): Die Herzintelligenz®-Methode. Gesundheit stärken, Probleme meistern – mit der Kraft des Herzens. Kirchzarten: VAK.

Connors, K. A.; Pile, C.; Nichols, M. E. (2011): Does the feldenkrais method make a difference? An investigation into the use of outcome measurement tools for evaluating changes in clients. In: Journal of Bodywork and Movement Therapies, 15 (4), S. 446–452.

Contractor, A. A.; Armour, C.; Forbes, D.; Elhai, J. D. (2016): Posttraumatic stress disorder's underlying dimensions and their relation with impulsivity facets. In: The Journal of Nervous and Mental Disease, 204 (1), S. 20–25.

Cortes, D. E.; Mulvaney-Day, N.; Fortuna, L.; Reinfeld, S.; Alegría, M. (2009): Patient--provider communication: understanding the role of patient activation for Latinos in mental health treatment. In: Health Education & Behavior, 36 (1), S. 138–154.

Damasio, A. R. (2013): Ich fühle, also bin ich. Die Entschlüsselung des Bewusstseins. München: List Taschenbuch.

Dannemeyer, P.; Dannemeyer, R. (2016): NLP-Practitioner-Lehrbuch. Potenziale entfalten mit Neurolinguistischem Programmieren. Paderborn: Junfermann.

Disner, S. G.; Beevers, C. G.; Haigh, E. A. P.; Beck, A. T. (2011): Neural mechanisms of the cognitive model of depression. In: Nature Reviews Neuroscience, 12 (8), S. 467–477.

Dittmar, V. (2015): Gefühle & Emotionen. Eine Gebrauchsanweisung. 5 CDs (342 Min.). Rettenbach: VCS Dittmar.

Dittmar, V. (2018): Der emotionale Rucksack. Wie wir mit ungesunden Gefühlen aufräumen. München: Kailash.

Dittmar, V. (2019): Das innere Navi. Wie du mit den fünf Disziplinen des Denkens Klarheit findest. Wie Intuition, Inspiration, Herzintelligenz und Absicht mit der Ratio zusammenspielen. Rettenbach: VCS Dittmar.

Easen, P.; Wilcockson, J. (1996): Intuition and rational decision-making in professional thinking: a false dichotomy? In: Journal of Advanced Nursing. 24 (4), S. 667–673.

Eisenberger, N.; Lieberman, M. D.; Williams, K. D. (2003): Does rejection hurt? An fMRI Study of social exclusion. In: Science, 302 (5643), S. 290–292.

Elliott, R.; Bohart, A. C.; Watson, J. C.; Greenberg, L. S. (2011): Empathy. In: Psychotherapy (Chicago, Ill.), 48 (1), S. 43–49.

Elliott, R.; Bohart, A. C.; Watson, J. C.; Murphy, D. (2018): Therapist empathy and client outcome: an updated meta-analysis. In: Psychotherapy (Chicago, Ill.), 55 (4), S. 399–410.

Ellis, A; Ellis, D. J. (2019): Rational emotive behavior therapy. Washington, D.C.: American Psychological Association.

Eyal, N. (2020): Revolte. Der weltweite Aufstand gegen die Globalisierung. Berlin: Ullstein.

Fillingrim, R. B.; Maixner, W.; Sigurdsson, A.; Kincaid, S. (1997): Sexual and physical abuse history in subjects with temporomandibular disorders: relationship to clinical variables, pain sensitivity, and psychologic factors. In: Journal of Orofacial Pain, 11 (1), S. 48–57.

Fogel, A. (2019): Selbstwahrnehmung und Embodiment in der Körperpsychotherapie. Vom Körpergefühl zur Kognition. Stuttgart: Schattauer.

Fountoulakis, K. N.; Kawohl, W.; Theodorakis, P. N.; Kerkhof, Ad J. F. M.; Navickas, A.; Höschl, C. u. a. (2014): Relationship of suicide rates to economic variables in Europe: 2000–2011. In: The British Journal of Psychiatry, 205 (6), S. 486–496.

Fredrickson, B. L. (2001): The role of positive emotions in positive psychology. The broaden-and-build theory of positive emotions. In: The American Psychologist, 56 (3), S. 218–226.

Fredrickson, B. L.; Joiner, T (2002): Positive emotions trigger upward spirals toward emotional well-being. In: Psychological Science, 13 (2), S. 172–175.

Freud, A. (1936): Das Ich und die Abwehrmechanismen. Wien: Internationaler Psychoanalyse Verlag.

Friedmann E.; Hayney, M.; Love, G.; Urry, H.; Rosenkranz, M. (2005): Social relationships, sleep quality, and interleukin-6. In aging women. In: The Proceedings of the National Academy of Sciences, 102 (51), S. 18757–18762.

Frijda, N. H. (1986): The emotions. Cambridge: Cambridge University Press.

Gallese, V. (2003): The roots of empathy: the shared manifold hypothesis and the neural basis of intersubjectivity. In: Psychopathology, 36 (4), S. 171–180.

Gallo, F. P.; Vincenzi, H. (2007): Gelöst – entlastet – befreit. Klopfakupressur bei emotionalem Stress. Kirchzarten: Kirchzarten: VAK.

Geller, S. M.; Greenberg, L. S. (2012): Therapeutic presence. A mindful approach to effective therapy. Washington, D.C.: American Psychological Association.

Geller, S. M.; Greenberg, L. S.; Watson, J. C. (2010): Therapist and client perceptions of therapeutic presence: the development of a measure. In: Psychotherapy Research, 20 (5), S. 599–610.

Gluck, M. A.; Mercado, E.; Myers, C. E. (2010): Lernen und Gedächtnis. Vom Gehirn zum Verhalten. Heidelberg: Spektrum.

Gross, J. J. (2014): Handbook of emotion regulation. New York: Guilford Press.

Hahn, S (2013): Panorama Gesundheitsberufe 2030. Projektbericht. http://ub2.unibas.ch/digi/a125/sachdok/2020/BAU_1_7180929.pdf (20.04.2022).

Han, B (2014): Psychopolitik. Neoliberalismus und die neuen Machttechniken. Frankfurt am Main: Fischer.

Hạnh, T.; Mecklenburg, P. (1997): Umarme deine Wut. Sutra der vier Verankerungen der Achtsamkeit. Zürich, München: Theseus.

Harari, Y. N. (2015): Sapiens, a brief history of humankind, London: Penguin Random House.

Hasler, G. (2018): Resilienz: der Wir-Faktor. Gemeinsam Stress und Ängste überwinden. Stuttgart: Schattauer.

Hoffman, B. M.; Blumenthal, J. A.; Babyak, M. A.; Smith, P. J.; Rogers, S. D.; Doraiswamy, P. M. u. a. (2008): Exercise fails to improve neurocognition in depressed middle-aged and older adults. In: Medicine & Science in Sports and Exercise, 40 (7), S. 1344–1352.

Hüther, G. (2010): Die Macht der inneren Bilder. Wie Visionen das Gehirn, den Menschen und die Welt verändern. Göttingen: Vandenhoeck & Ruprecht.

Jäncke, L. (2021): Lehrbuch Kognitive Neurowissenschaften: Göttingen: Hogrefe.

Kabat-Zinn, J. (1982): An outpatient program in behavioral medicine for chronic pain patients based on the practice of mindfulness meditation: theoretical considerations and preliminary results. In: General Hospital Psychiatry, 4 (1), S. 33–47.

Kabat-Zinn, J. (1998): Im Alltag Ruhe finden. Das umfassende praktische Meditationsprogramm. Freiburg im Breisgau: Herder.

Keding-Pütz, C. (2013): Gesund durch psychologische Kinesiologie. Wiesbaden: Jopp.

Kiecolt-Glaser, J. K.; Garner, W.; Speicher, C.; Penn, G. M.; Holliday, J.; Glaser, R. (1984): Psychosocial modifiers of immuno competence in medical students. In: Psychosomatic Medicine, 46 (1), S. 7–14.

Koechlin, F. (2011): Pflanzenpalaver Belauschte Geheimnisse der botanischen Welt. Basel: Lenos Verlag.

Kozel, B.; Etter, B.; Gilgen, D.; Abdi, Z.; Hählen, L.; Tainasti, S. u. a. (2019): Therapeutisches Arbeiten in der Psychiatrischen Pflege – ein Puzzle aus Wissenschaft, Bildung, Praxis und Management (Abstract). In: Hahn, S.; Gurtner, C.; Burr, C.; Hegedüs, A.; Finkenburg, U., Needham, I. u. a. (Hg.): Et cetera PPP: Psychopathologie, Psychotherapie, Psychopharmakologie. Eine Aufforderung an die psychiatrische Pflege in Praxis – Management – Ausbildung – Forschung, Vorträge, Workshops und Posterpräsentationen. 16. Dreiländerkongress in der Psychiatrie in Bielefeld. Bern: Berner Fachhochschule Fachbereich Gesundheit, S. 122–124.

Kriz, J. (2014): Grundkonzepte der Psychotherapie. Weinheim: Beltz.

Kroneman, M.; Boerma, W.; van den Berg, M.; Groenewegen, P.; de Jong, J.; van Ginneken, E. (2016): Netherlands health system review. In: Health Systems in Transition, 18 (2), S. 1–240.

Kullik, A.; Petermann, F. (2012): Emotionsregulation im Kindesalter. Göttingen: Hogrefe.

LEGRAND, F. D.; NEFF, E. M. (2016): Efficacy of exercise as an adjunct treatment for clinically depressed inpatients during the initial stages of antidepressant pharmacotherapy: An open randomized controlled trial. In: Journal of Affective Disorders, 191, S. 139–144.

LINDEMANN, H. (2014): Die große Metaphern-Schatzkiste. Systemisch arbeiten mit Sprachbildern. Göttingen: Vandenhoeck & Ruprecht.

LOCKE, E.; LATHAM, G. (2002): Building a practically useful theory of goal setting and task motivation. In: American Psychologist, 57 (9), S. 705–717.

MAHLER, L.; JARCHOV-JÀDI, I.; MONTAG, C.; GALLINAT, J. (2014): Das Weddinger Modell. Resilienz- und Ressourcenorientierung im klinischen Kontext. Köln: Psychiatrie Verlag.

MCCRATY, R.; ATKINSON, M.; TILLER, W. A.; REIN, G.; WATKINS, A. D. (1995): The effects of emotions on short-term powerspectrum analysis and heart rate variability. In: The American Journal of Cardiology, 76 (14), S. 1089–1093.

MEANEY, M. (2001): Nature, nurture, and the disunity of knowledge. In: Annals of the New York Academy of Sciences, 935 (1), S. 50–61.

MEICHENBAUM, D.; TURK, D. C. (1994): Therapiemotivation des Patienten. Ihre Förderung in Medizin und Psychotherapie / ein Handbuch. Bern: Hans Huber.

MORTON, T. (2016): Dark ecology. For a logic of future coexistence. New York: Columbia University Press.

NEUDECK, P.; MÜHLIG, S. (2013): Therapie-Tools Verhaltenstherapie. Therapieplanung, Probatorik, Verhaltensanalyse. Weinheim: Beltz.

NORDT, C.; WARNKE, I.; SEIFRITZ, E.; KAWOHL, W. (2015): Modelling suicide and unemployment: a longitudinal analysis covering 63 countries, 2000–11. In: Lancet Psychiatry, 2 (3), S. 239–245.

OELAND, A. M; LAESSOE, U; OLESEN, A. V.; MUNK-JØRGENSEN, P. (2010): Impact of exercise on patients with depression and anxiety. In: Nordic Journal of Psychiatry, 64 (3), S. 210–217.

ÖHMAN, A.; ASTRÖM, L.; MALMGREN-OLSSON, E.-B. (2011): Feldenkrais® therapy as group treatment for chronic pain: a qualitative evaluation. In: Journal of Bodywork and Movement Therapies. 15 (2), S. 153–161.

PANKSEPP, J. (2011): Behavior. Empathy and the laws of affect. In: Science, 334 (6061), S. 1358–1359.

PANKSEPP, J.; SOLMS, M. (2012): What is neuropsychoanalysis? Clinically relevant studies of the minded brain. In: Trends in Cognitive Sciences, 16 (1), S. 6–8.

Paufler, A. (2019): Führung – Kreativität – Innovation. Ein Leitfaden mit Denkstrategien und Denktaktiken für innovative Köpfe. Wiesbaden: Springer.

Paulsen, S. (2014): Trauma und Dissoziation mit neuen Augen sehen. Ego-State-Therapie und EMDR bei DIS und PTBS. Lichtenau: G.P. Probst.

Porges, S. W. (2018): The Polyvagal theory. The transformative Power of Feeling Safe. New York: W.W. Norton and Company.

Proyer, R.; Gander, F.; Wellenzohn, S.; Ruch, W. (2015): Strengths-based positive psychology interventions: a randomized placebo-controlled online trial on long-term effects for signature strengths- vs. a lesser strengths-intervention. In: Frontiers in Psychology, 6, S. 456.

Renz-Polster, H.; Hüther, G. (2013): Wie Kinder heute wachsen. Natur als Entwicklungsraum / ein neuer Blick auf das kindliche Lernen, Denken und Fühlen. Weinheim: Beltz.

Riemann, F. (1989): Grundformen der Angst. München: Reinhardt.

Rizzolatti, G.; Craighero, L.; Fadiga, L. (2003): The mirror system in humans, In: Stamenow, M. I.; Gallese, V. (Hg): Mirror neurons and the evolution of brain and language. Amsterdam: John Benjamins, S. 37–59.

Rogers, C. R. (1981): Der neue Mensch. Stuttgart: Klett-Cotta.

Rogers, C. R.; Rosenberg, R. L. (1980): Die Person als Mittelpunkt der Wirklichkeit. Stuttgart: Klett-Cotta.

Röhricht, F. (Hg.) (2011): Störungsspezifische Konzepte in der Körperpsychotherapie. Gießen: Psychosozial.

Rosenberg, S. (2018): Der Selbstheilungsnerv. So bringt der Vagus-Nerv Psyche und Körper ins Gleichgewicht. Kirchzarten: VAK.

Rosengren, A.; Orth-Gomér, K.; Wedel, H.; Wilhelmsen, L. (1993): Stressfull live events, social support and mortality in men born in 1933. In: British Medical Journal, 307 (6912), S. 1102–1105.

Rushkoff, D. (2019): Team human. New York: W.W. Norton.

Ryan, R. M.; Deci, E. L. (2017): Self-determination theory. Basic psychological needs in motivation, development, and wellness. New York: The Guilford Press.

Ryff, C. D. (2001): Emotion, social relationships, and health. Oxford: Oxford University Press.

Sachse, R.; Sachse, M.; Fasbender, J. (2011): Klärungsorientierte Psychotherapie von Persönlichkeitsstörungen. Grundlagen und Konzepte. Göttingen: Hogrefe.

SANDEL, M. J. (2020): The tyranny of merit. What's become of the common good? New York: Farrar Strauss & Giroux.

SCHARMER, C. O. (2019): Essentials der Theorie U. Grundprinzipien und Anwendungen. Heidelberg: Carl-Auer.

SCHELER, U. (1999): Management der Emotionen. Emotionale Intelligenz umsetzen mit 22 Übungen. Offenbach: Gabal.

SCHLICKSUPP, H. (1992): Innovation, Kreativität und Ideenfindung. Würzburg: Vogel.

SCHMIDT, S. J. (2003): Was wir vom Lernen zu wissen glauben. http://cepa.info/4088 (20.04.2022).

SCHÖN, M. (2007): Medizinische Psychologie und Soziologie. Heidelberg: Springer.

SCHULZ, M; ZUABONI, G. (Hg.) (2014): Die Hoffnung trägt. Psychisch erkrankte Menschen und ihre Recoverygeschichten. Köln: BALANCE buch + medien verlag.

SEIKKULA, J.; ARNKIL, T. E.; ERIKSSON, E. (2003): Postmodern society and social networks: open and anticipation dialogues in network meetings. In: Family Process, 42 (2), S. 185–203.

SERVAN-SCHREIBER, D. (2006): Die neue Medizin der Emotionen. Stress, Angst, Depression: gesund werden ohne Medikamente. München: Goldmann.

SHERMAN, G. D.; LEE, J. J.; CUDDY, A. J. C.; RENSHON, J.; OVEIS, C.; GROSS, J. J.; LERNER, J. S. (2012): Leadership is associated with lower levels of stress. In: Proceedings of the National Academy of Sciences of the United States of America, 109 (44), S. 17903–17907.

STAHL, E. (2017): Dynamik in Gruppen. Handbuch der Gruppenleitung. Weinheim: Beltz.

STEFAN, H.; ALLMER, F.; SCHALEK, K.; EBERL, J.; HANSMANN, R.; JEDELSKY, E. U. A. (2022): POP – Praxis-Orientierte Pflegediagnostik. Pflegediagnosen, Ziele und Maßnahmen nach der Version POP2. Wien: Springer.

STORCH, M.; CANTIENI, B.; HÜTHER, G.; TSCHACHER, W. (2017): Embodiment. Die Wechselwirkung von Körper und Psyche verstehen und nutzen. Bern: Hogrefe.

STORCH, M.; TSCHACHER, W. (Hg.) (2016): Embodied Communication. Kommunikation beginnt im Körper – nicht im Kopf. Bern: Hogrefe.

THOMANN, C.; SCHULZ VON THUN, F. (1988): Klärungshilfe. Handbuch für Therapeuten, Gesprächshelfer du Moderatoren in schwierigen Gesprächen. Reibek: Rowohlt.

Thorén, P.; Floras, J. S.; Hoffmann, P.; Seals, D. R. (1990): Endorphins and exercise: physiological mechanisms and clinical implications. In: Medicine & Science in Sports & Exercise, 22 (4), S. 417–428.

Tschacher, W. (2016): Wie Embodiment zum Thema wurde. In: Storch, M.; Tschacher, W. (Hg.): Embodied Communication. Kommunikation beginnt im Körper – nicht im Kopf. Bern: Hogrefe Verlag, S. 11–34.

van Orden, M. L.; Deen, M. L.; Spinhoven, P.; Haffmans, J.; Hoencamp, E. (2015): Five-year mental health care use by patients referred to collaborative care or to specialized care. In: Psychiatric Services, 66 (8), S. 840–844.

van Orden, M.; Hoffman, T.; Haffmans, J.; Spinhoven, P.; Hoencamp, E. (2009): Collaborative mental health care versus care as usual in a primary care setting: a randomized controlled trial. In: Psychiatric Services, 60 (1), S. 74–79.

van Orden, M.; Leone, S.; Haffmans, J.; Spinhoven, P.; Hoencamp, E. (2017): Prediction of mental health services use one year after regular referral to specialized care versus referral to stepped collaborative care. In: Community mental health journal, 53 (3), S. 316–323.

Wall Kimmerer, R. (2021): Gathering moss, a natural and cultural history of mosses. London: Penguin Random House.

Wang, F; Lee, E. O.; Wu, T.; Benson, H.; Fricchione, G.; Wang, W.; Yeung, A. S. (2014): The effects of tai chi on depression, anxiety, and psychological well-being: a systematic review and meta-analysis. In: International journal of behavioral medicine, 21 (4), S. 605–617.

Watzlawick, P. (1986): Anleitung zum Unglücklichsein. München: Piper.

Weaver, I. C. G. (2007): Epigenetic programming by maternal behavior and pharmacological intervention. Nature versus nurture: let's call the whole thing off. In: Epigenetics, 2 (1), S. 22–28.

Weidling, K.; Schmitte, H. (2019): Das vierte P: Psychotherapie als Thema und Aufgabenbereich von Advanced Practice Nursing (APN). In: Hahn, S.; Gurtner, C.; Burr, C.; Hegedüs, A.; Finkenburg, U.; Needham, I. u. a. (Hg.): Et cetera PPP: Psychopathologie, Psychotherapie, Psychopharmakologie. Eine Aufforderung an die psychiatrische Pflege in Praxis – Management – Ausbildung – Forschung, Vorträge, Workshops und Posterpräsentationen. 16. Dreiländerkongress in der Psychiatrie in Bielefeld. Bern: Berner Fachhochschule Fachbereich Gesundheit, S. 198–202.

WILBER, K. (1986): Das holographische Weltbild. Wissenschaft und Forschung auf dem Weg zu einem ganzheitlichen Weltverständnis. Erkenntnisse der Avantgarde der Naturwissenschaften. Bern: Scherz.

WILBER, K. (1987): Wege zum Selbst. Östliche und westliche Ansätze zu persönlichem Wachstum. München: Kösel.

WILBER, K. (1988a): Die drei Augen der Erkenntnis. Auf dem Weg zu einem neuen Weltbild. München: Kösel.

WILBER, K. (1988b): Wege zum Selbst. Östliche und westliche Ansätze zu persönlichem Wachstum. München: Kösel.

WINNICOTT, D. W. (1995): Vom Spiel zur Kreativität. Stuttgart: Klett-Cotta

WOOD, W. (2017): Habit in personality and social psychology. In: Personality and Social Psychology Review, 21 (4), S. 389–403.

WOOD, W. (Hg.) (2019): Good habits, bad habits. The science of Making positive changes that stick. New York: Macmillan.

WOOD, W.; QUINN, J. M.; KASHY, D. A. (2002): Habits in everyday life: thought, emotion, and action. In: Journal of Personality & Social Psychology, 83 (6), S. 1281–1297.

WYGOTSKI, L. S. (1972): Denken und Sprechen. Frankfurt am Main: Fischer.

YEHUDA, R.; MCFARLANE, A. C.; SHALEV, A. Y. (1998): Predicting the development of posttraumatic stress disorder from the acute response to a traumatic event. In: Biological Psychiatry, 44 (12), S. 1305–1313.

ZHANG, J.; QIN, S.; ZHOU, Y.; MENG, L.; SU, H.; ZHAO, S. (2018): A randomized controlled trial of mindfulness-based Tai Chi Chuan for subthreshold depression adolescents. In: Neuropsychiatric disease and treatment, 14, S. 2313–2321.

ZINK, C. F.; TONG, Y.; CHEN, Q.; BASSETT, D. S.; STEIN, J. L.; MEYER-LINDENBERG, A. (2008): Know your place: neural processing of social hierarchy in humans. In: Neuron, 58 (2), S. 273–283.